機能解剖と触診

編集
MKPT研究会
工藤慎太郎
（森ノ宮医療大学保健医療学部理学療法学科）

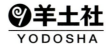

謹告

　本書に記載されている診断法・治療法に関しては，発行時点における最新の情報に基づき，正確を期するよう，著者ならびに出版社はそれぞれ最善の努力を払っております．しかし，医学，医療の進歩により，記載された内容が正確かつ完全ではなくなる場合もございます．

　したがって，実際の診断法・治療法で，熟知していない，あるいは汎用されていない新薬をはじめとする医薬品の使用，検査の実施および判読にあたっては，まず医薬品添付文書や機器および試薬の説明書で確認され，また診療技術に関しては十分考慮されたうえで，常に細心の注意を払われるようお願いいたします．

　本書記載の診断法・治療法・医薬品・検査法・疾患への適応などが，その後の医学研究ならびに医療の進歩により本書発行後に変更された場合，その診断法・治療法・医薬品・検査法・疾患への適応などによる不測の事故に対して，著者ならびに出版社はその責を負いかねますのでご了承ください．

序

　理学療法士は，患者の身体に，手を触れることで，身体内部の情報を感知し，その指先で身体の状況を整えます．これを毎日，当たり前のようにやっていますが，薬も注射も使わずに治すとは，凄いことではないでしょうか？そして，患者を治せたときの喜びと，治せなかったときの悔しさを知り，さらなる努力を心に誓います．『いつか，ゴッドハンドとよばれるようになりたい』『あの先生だったら，もっと治してあげられるのではないか？』『あんなに自信をもって治せたら，もっとこの人生が豊かになるに違いない』そんなことを想いながら，僕は理学療法士としてのキャリアをスタートしました．

　いろいろな実技講習会に参加した時，基本となる触れる技術とその基盤にある解剖学の知識が，効率のよいスキルアップを助けてくれました．エビデンスが蓄積され，多くのことがわかってきたとしても，手で治す理学療法士にとって，繊細な指先の感覚の重要性は変わらないと思っています．近年の超音波エコーを用いた運動器疾患の診療は，これまで盲目的に行われてきた診療を可視化し，理学療法の技術も可視化できはじめています．このような技術革新は，自分達の触れる技術の高さを示すと伴に未熟さに対する気づきも促すことになり，ますます触れる技術に対する重要性を高めていると感じています．

　この重要な触診技術は，理学療法教育のなかで充分に教育されているでしょうか？私は本書の筆者の森田竜治先生とともに学生時代に林典雄先生に触診を教えてもらいました．林先生の繊細かつ柔らかな手の使い方を少しでも真似しようと，林先生に確認してもらっては，自分でも手の使い方を確認するという作業を1年間続けました．また40人に対して，5〜6名の教員の先生がアシスタントで入ってくれるというたいへん恵まれた環境でした．このような教育環境のおかげで，実習はもちろん，臨床に出てからも触診に困ることは少なかったです．そこで，私もあんな素晴らしい環境をつくって触診技術を指導していきたいと思って，講義に望んでいますが，環境を整えることすら難しいという現実に直面しています．1人で大人数を相手にしても，15回の講義時間内で必要なスキルを効率よく伝えたい．そんなことを考えながら，毎年毎年講義をリニューアルして10年以上経ちました．

　そもそも，
　必要なスキルってどんなものなんだろう？
　学生や新人はどうやったら，効果的に予習・復習できるんだろう？

　そんなことを考えながら，本書の執筆をはじめました．触診技術の正確性の検証にはエコーを使い，なぜ触れなくてはいけないか？を考えたうえで，必要とされる触診技術を検証して，豊富な動画で何度でも予習・復習できるようにしました．あとは，本を見ながら，触り合い，教員や先輩に触れてもらって，教室やリハ室が活発になっていくことを期待しています．

どんなに知識があっても，触らなければ，治せません．理学療法を生業とするもの，しようとするものにとって，不可欠な技術の向上に本書が少しでも役に立てれば幸いです．

　本書は私が2012年からはじめている形態学と運動学に基づく理学療法研究会の仲間で執筆をしました．また，株式会社羊土社の鈴木美奈子さん，大家有紀子さんには企画から編集に至るすべての面で多大なるサポートをいただけました．深く感謝します．

　また，遊びたい気持ちを抑えて，笑顔で迎えてくれる圭一郎と蒼士，2人の子どもたちの子育てを引き受けてくれる妻 美知に感謝を込めて．

2019年2月

森ノ宮医療大学保健医療学部理学療法学科
工藤慎太郎

動画視聴ページのご案内

本書内で movieX-XX マークのある箇所では，本文や図に対応した動画を視聴することができます．

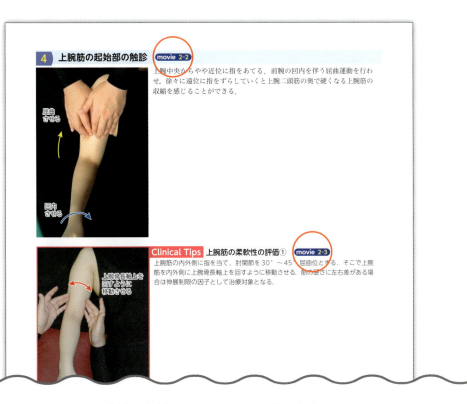

下記の方法でアクセスいただけます

利用手順

1 右のQRコードを読み取ってください
羊土社ホームページ内
［書籍・雑誌購入特典 利用・登録］ページに移動します

（下記URL入力または「羊土社」で検索して
羊土社ホームページのトップページからもアクセスいただけます）

https://www.yodosha.co.jp/

2 書籍・雑誌購入特典等の利用・登録 欄に下記コードをご入力ください

コード： **euy** - **wuoj** - **dggl** ※すべて半角アルファベット小文字

3 本書特典ページへのリンクが表示されます

※ 羊土社会員の登録が必要です．2回目以降のご利用の際はコード入力は不要です
※ 羊土社会員の詳細につきましては，羊土社HPをご覧ください

機能解剖と触診

目次

- ◆ 序 .... 工藤慎太郎 3
- ◆ 執筆者一覧 8

Part 1　肩関節

- ❶ 肩関節外側〜前上面 .... 颯田季央，中村 翔 10
- ❷ 肩関節前面・腋窩 .... 颯田季央，中村 翔 18
- ❸ 肩関節後面 .... 颯田季央，中村 翔 31
- ❹ 肩甲帯 .... 颯田季央，中村 翔 41

Part 2　肘関節

- ❶ 肘関節前面〜内側面 .... 森田竜治 51
- ❷ 肘関節外側面 .... 森田竜治 70
- ❸ 肘関節後面 .... 森田竜治 83

Part 3　手関節，手

- ❶ 手関節 .... 森田竜治 95
- ❷ 手背面・手掌面 .... 森田竜治 110

Part 4　体幹

- ❶ 頸部後面 .... 川村和之，三津橋佳奈，前沢智美 124
- ❷ 胸部 .... 白石 匡 134
- ❸ 腹部 .... 川村和之，三津橋佳奈，前沢智美 146
- ❹ 腰部 .... 川村和之，三津橋佳奈，前沢智美 153

Part 5　股関節

- ❶ 股関節前面 ……………………………… 工藤慎太郎，北野雅之　164
- ❷ 股関節外側面 …………………………… 工藤慎太郎，長森広起　173
- ❸ 股関節内側面 …………………………… 工藤慎太郎，長森広起　182
- ❹ 股関節後面 ……………………………… 工藤慎太郎，北野雅之　192

Part 6　膝関節

- ❶ 膝関節前面 ……………………………………………… 工藤慎太郎　200
- ❷ 膝関節内側〜後内側面 ………………… 工藤慎太郎，北山佳樹　211
- ❸ 膝関節外側〜後外側面 ………………… 工藤慎太郎，北山佳樹　225

Part 7　足関節, 足

- ❶ 足関節前面 ……………………………… 工藤慎太郎，佐藤貴徳　238
- ❷ 足関節外側面 …………………………… 工藤慎太郎，佐藤貴徳　246
- ❸ 足関節内側面 …………………………… 工藤慎太郎，佐藤貴徳　253
- ❹ 足関節後面 ……………………………… 工藤慎太郎，佐藤貴徳　261
- ❺ 足背部 …………………………………… 工藤慎太郎，濱島一樹　267
- ❻ 足底部 …………………………………… 工藤慎太郎，濱島一樹　277

◆ 索引 …………………………………………………………………………　289

執筆者一覧

◆ 編集・執筆

工藤慎太郎　森ノ宮医療大学保健医療学部理学療法学科

◆ 執筆（掲載順）

颯田　季央　合同会社 TRY&TRI

中村　翔　合同会社 TRY&TRI

森田　竜治　おおすみ整形外科リハビリテーション科

川村　和之　国際医学技術専門学校理学療法学科

三津橋佳奈　伊東整形外科リハビリテーション科

前沢　智美　四軒家整形外科クリニックリハビリテーション科

白石　匡　近畿大学医学部附属病院リハビリテーション部

北野　雅之　医療法人友豊会 山室クリニックリハビリテーション科

長森　広起　医療法人友豊会 山室クリニックリハビリテーション科

北山　佳樹　医療法人友豊会 山室クリニックリハビリテーション科

佐藤　貴徳　国際医学技術専門学校理学療法学科

濱島　一樹　医療法人喜光会 北里クリニックリハビリテーション科

機能解剖と触診

Part 1　肩関節 ……………… 10
Part 2　肘関節 ……………… 51
Part 3　手関節, 手 ………… 95
Part 4　体幹 ………………… 124
Part 5　股関節 ……………… 164
Part 6　膝関節 ……………… 200
Part 7　足関節, 足 ………… 238

Part 1　肩関節

1 肩関節外側〜前上面
lateral-anterosuperior part of shoulder

颯田季央，中村　翔

目標

どういう場合に触れるのか？

❶ 肩関節外側〜前上面の疼痛や夜間痛を訴える場合

❷ 肩峰と上腕骨頭間の距離・動きを確認する場合

何ができればいいのか？

➡ 肩関節外側〜前上面の圧痛検査

➡ 肩峰骨頭間距離AHIの評価
　上腕骨頭の肩峰下への滑り込みの評価
　肩関節内転可動性の評価と治療

1 肩関節外側〜前上面の解剖学

① 骨（図1，2）

- **肩峰**：肩甲棘の外側に続く扁平な骨隆起．
- **大結節**：上腕骨前方〜外側にある骨隆起で，棘上筋が大結節の前内側に，棘下筋が広く上面から後面に付着し，その遠位に小円筋が付着する．
- **棘上窩**：肩甲棘の上方のくぼんだ部位を指す．
- **棘下窩**：肩甲棘の下方のくぼんだ部位を指す．

② 筋（図3）

筋名	起始	停止	神経支配	作用
棘上筋 supraspinatus	棘上窩，棘上筋膜の内面	大結節の上面，関節包	肩甲上神経	肩関節外転，上腕骨頭を関節窩に引き付ける
棘下筋 infraspinatus	棘下窩，棘下筋膜の内面	大結節の上面から後面，関節包	肩甲上神経	肩関節外旋，上腕骨頭を関節窩に引き付ける

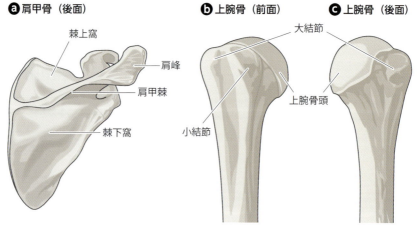

図1 ● 肩甲骨と上腕骨

肩関節 Part 1

③靭帯・その他（図4）

- **烏口肩峰靭帯**：烏口突起と肩峰を結ぶ靭帯．
- **肩峰下滑液包**：肩峰と腱板の間に存在する滑液包．
- **腱板疎部**（図5）：棘上筋腱と肩甲下筋腱の間の腱板に覆われていない領域，深層を上腕二頭筋長頭腱が走行する．

2 肩関節外側〜前上面の触診の目標

①肩関節外側〜前上面の圧痛検査のための触診

　肩関節外側〜前上面の疼痛は脱臼・腱板損傷などの外傷や，肩関節周囲炎・脳血管疾患後の肩関節痛など多くの症例で生じる．疼痛の好発部位は機能的関節である**第2肩関節**とよばれる部位である．第2肩関節は肩峰・烏口肩峰靭帯，肩峰下滑液包，腱板，大結節から構成され，そのなかでも**腱板疎部（rotator interval）**は特に疼痛を訴えやすい部位である．

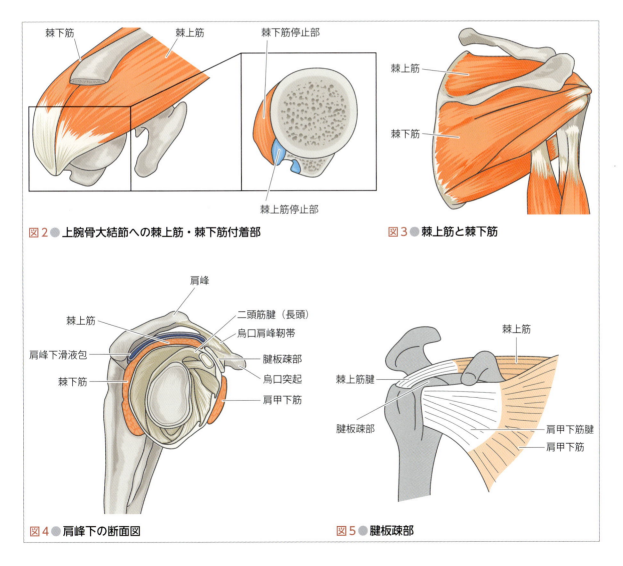

図2● 上腕骨大結節への棘上筋・棘下筋付着部

図3● 棘上筋と棘下筋

図4● 肩峰下の断面図

図5● 腱板疎部

Ⓐ 烏口肩峰靭帯

烏口肩峰靭帯は炎症によって肥厚し，柔軟性が低下すると肩峰下圧が上昇し疼痛を引き起こす．そのため，肩峰・烏口肩峰靭帯と上腕骨頭の間隙を確認する必要がある．

Ⓑ 肩峰下滑液包

炎症によって肩峰下滑液包に線維化が生じると，三角筋や肩峰下における棘上筋との滑走性が低下し，骨頭が肩峰下を通過する動きを阻害する．ただし，肩峰下滑液包は非常に薄く直接触診で同定することは困難であるため，部位と深さをイメージして治療する必要がある．

Ⓒ 棘上筋・棘下筋付着部

腱板のなかでも棘上筋と棘下筋付着部は加齢に伴う変性やインピンジメントなどの力学的なストレスによって損傷を受けやすい．腱板機能の低下は肩関節挙上時の上腕骨頭の求心力を低下させ，肩峰下における上腕骨頭の通過障害を引き起こし疼痛の原因となる．また，棘上筋・棘下筋の萎縮に伴う筋活動量の上昇と筋緊張の亢進により，筋腹部にも圧痛が生じていることもあるため，筋腹部の圧痛を確認することも重要である．棘下筋の筋腹の触診については **Part 1-3** 参照．

Ⓓ 腱板疎部

棘上筋と肩甲下筋の間隙は上関節上腕靭帯と烏口上腕靭帯の薄い関節包靭帯でおおわれているだけであるため，力学的に脆弱な部位である．また，深層には上腕二頭筋長頭腱が存在し，上腕骨頭との摩擦ストレスにより炎症が波及しやすい部位である．そして，同部位の拘縮は著明な外旋制限をきたし，挙上制限の原因となる．腱板疎部は非常に薄いため触診は困難であるが，骨部位との位置関係から圧痛を確認することは可能である．

② 肩峰と上腕骨頭間の距離・動きの評価と治療のための触診

肩峰と上腕骨頭の距離である acromion-humeral interval（**AHI**）は肩関節周囲炎などで拘縮が起こっている場合に狭小化し，夜間痛の原因となる（図6）．また，不安定肩や脳血管疾患後の亜脱臼では拡大する．安静時だけでなく他動的に下方へ牽引力を加える sulcus test などを行う場合や，関節運動時に上腕骨頭が肩峰下へ滑り込んでいるのかを触知する場合に，**肩峰と上腕骨頭間を触診できる**必要がある．

Ⓐ 肩峰と上腕骨頭の間（AHI）

安静時に1横指以上の間隙が認められた場合は亜脱臼が考えられる．下方牽引時に肩峰下に間隙ができた場合（sulcus test）は不安定肩の可能性が高い．また，AHIの広がりが少なく狭小化している場合は拘縮による疼痛を生じている可能性が高い．

Ⓑ 肩峰と上腕骨頭の間の動き

肩峰と上腕骨頭の間に指を置き，挙上時の上腕骨頭が肩峰下に入っていく動きや，インピンジメント時の異常音を触知する必要がある．また，AHIが狭小化している場合は外転位拘縮による内転制限も合併しやすい．内転時の肩峰と上腕骨頭の動きを触診する必要がある（図7）．

Ⓒ 棘上筋筋腹

棘上筋の緊張が亢進すると，肩関節が外転位となり，AHIが狭小化する．また，同筋の緊張亢進は内転制限の原因となる．

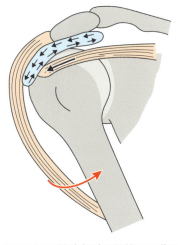

| 図6 ● AHI | 図7 ● 肩関節内転時の肩峰下の動き |

文献1より引用.

肩峰
上腕骨頭

3 肩関節外側〜前上面の触診

1 烏口突起の触診 movie 1-1

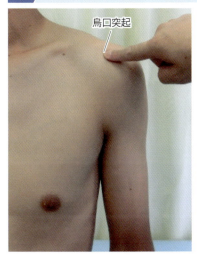

烏口突起

鎖骨体下端に指をおいて，肩関節の方向（外側）に指を添わせていくと深層にあるコロッとした烏口突起を触診できる．烏口突起周辺は疼痛を生じやすい組織が多いため，評価をするうえで重要な骨指標となる．

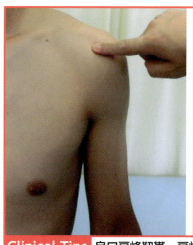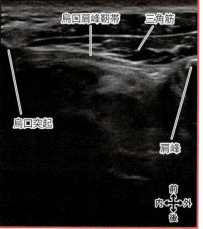

Clinical Tips 烏口肩峰靭帯・肩峰下滑液包の触診と圧痛所見　movie 1-2

烏口突起と肩峰を結んだ線上で圧痛を認めた場合，表層は三角筋，深層は烏口肩峰靭帯や肩峰下滑液包の圧痛となる．肩峰下滑液包は非常に薄く，その触診は困難である．

2　肩峰の触診　movie 1-3　movie 1-4

ⓐ 肩峰前縁　　**ⓑ 肩峰側面**

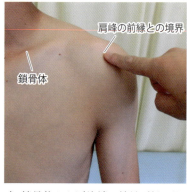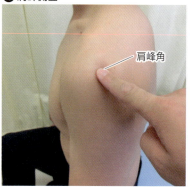

a）鎖骨体から肩峰端へ鎖骨下縁に沿って指を進めていくと鎖骨と肩峰の前縁との境界を触診できる．
　また，鎖骨体上縁に指をあてて肩峰端へ進めていくと，肩甲棘と肩峰，鎖骨の境界を触れることができる．ここは，棘上筋が肩峰下に進入していく部位となる．

b）そこから後方の肩峰角へ向けて上腕骨頭との境界を丁寧に触診していく．この部位の触診は肩甲上腕関節の動きや第2肩関節の圧痛を評価するうえで重要になる．

肩関節 Part 1

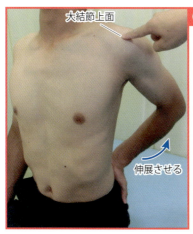

Clinical Tips 棘上筋・棘下筋付着部の圧痛所見　movie 1-5

肩関節を伸展させることで大結節の上面が前方へ移動する．そのため，大結節上面に対して垂直に圧をかけることで圧痛所見がとりやすくなる．

3 腱板疎部の触診　movie 1-6

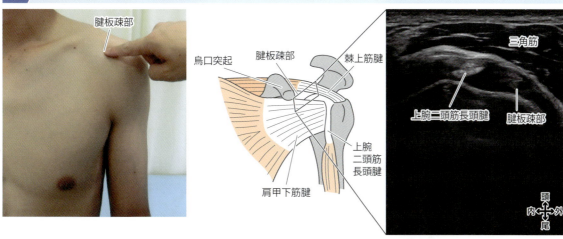

腱板疎部は棘上筋腱と肩甲下筋腱の間隙に存在する．ただし，腱板疎部自体は疎性結合組織であるため，周囲の骨指標の位置関係から推測して所見をとる必要がある．烏口突起より上外側で，小結節と大結節から延びる上腕二頭筋長頭腱を骨頭の上方で深部に感じられる部位が腱板疎部である．

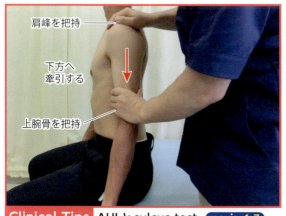

Clinical Tips AHI と sulcus test　movie 1-7

肩峰と上腕骨の遠位をしっかり把持し，肩関節を外旋位で上腕骨を下方へ牽引する．その際の骨頭の可動性や AHI を評価する．

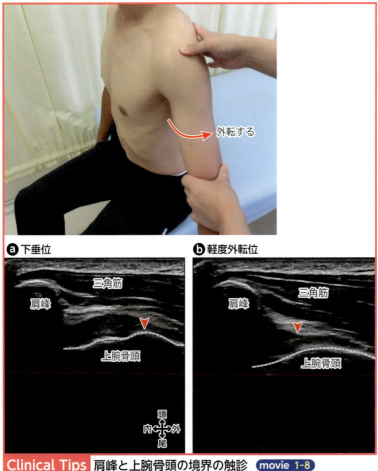

Clinical Tips 肩峰と上腕骨頭の境界の触診　movie 1-8

下垂位（a）から他動的に外転すると，肩峰は動かず上腕骨頭だけが下方へ動く様子（b）がエコーにより観察できる．触診時にも肩峰と上腕骨頭の間に指をあて，他動的に動かすことで間隙が触診できる．拘縮例ではこの部位の動きが低下するため，注意深い触診と動きの評価が必要である．

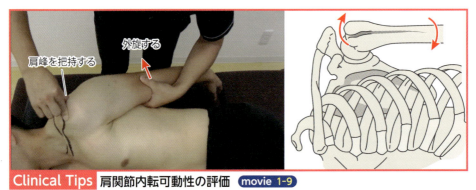

Clinical Tips 肩関節内転可動性の評価　movie 1-9

肩峰を把持し，反対の手で上腕の遠位を把持して外旋させる．肩峰を押さえたまま肩関節伸展内転させて可動性を確認する．肩関節周囲炎の外転拘縮や夜間痛症例ではこの動きが少なくなっている場合があり，伸張性を獲得することが必要となる．

4 棘上筋の触診 movie 1-10

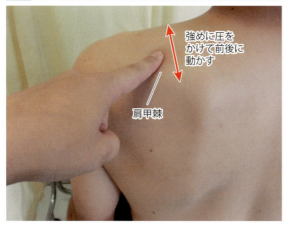
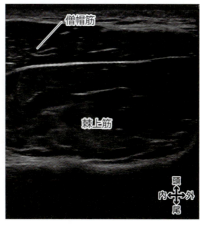

肩甲棘の上方に指を置き，棘上窩に向かって強めに圧をかけて指を前後に動かすと，丸くコロッとした棘上筋の筋腹を僧帽筋の深層で触診することができる．

■ 文献

1）「整形外科運動療法ナビゲーション 上肢・体幹 改訂第2版」（整形外科リハビリテーション学会/編，林 典雄, 浅野昭裕/編集委員），pp47，メジカルビュー社，2014

Part 1　肩関節

2 肩関節前面・腋窩
anterior part of shoulder

颯田季央，中村　翔

目標	どういう場合に触れるのか？	何ができればいいのか？
	❶ 肩関節前面に疼痛がある場合	➡ 肩関節前面の圧痛検査
	❷ 肩関節挙上外旋制限がある場合	➡ 外旋可動域制限の制限因子の評価と治療（下垂位） 挙上外旋可動域制限の制限因子の評価と治療（挙上位）腋窩部

1 肩関節前面の解剖学

① 骨 （図1，2）

- **鎖骨**：胸骨と肩甲骨を繋ぐS字状の骨である．
- **胸鎖関節**：胸骨と鎖骨から形成される関節で関節円盤をもつ．
- **烏口突起**：肩甲骨の前外側に向かって伸びた突起を指す．
- **大結節**：Part 1-1 参照．
- **小結節**：大結節より内側にある骨隆起を指す．
- **結節間溝**：大結節と小結節の間にある溝を指す．
- **大結節稜**：大結節から遠位に伸びた線状の骨隆起を指す．
- **小結節稜**：小結節から遠位に伸びた線状の骨隆起を指す．

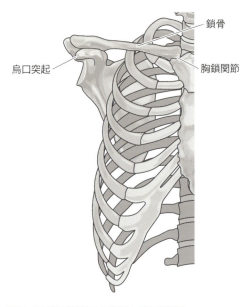

図1 ● 肩関節前面の鎖骨と烏口突起

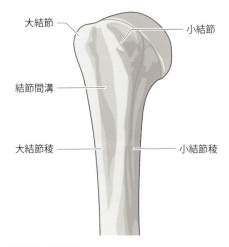

図2 ● 上腕骨

②筋（図3～7）

筋名	起始	停止	神経支配	作用
三角筋 deltoid	前部：鎖骨外側1/3 中部：肩峰 後部：肩甲棘	三角筋粗面	腋窩神経	肩関節屈曲，外転，伸展
大胸筋 pectoralis major	鎖骨部：鎖骨内側1/2 胸肋部：胸骨，第2～7肋軟骨 腹部：腹直筋鞘前葉	上腕骨大結節稜	内側・外側胸筋神経	肩関節内転，内旋
肩甲下筋 subscapularis	肩甲下窩，肩甲下筋を覆う筋膜	上腕骨小結節	肩甲下神経	肩関節内旋
上腕二頭筋短頭 biceps brachii short head	烏口突起	橈骨粗面，前腕屈筋膜	筋皮神経	肘関節屈曲，前腕回外，肩関節屈曲
上腕二頭筋長頭 biceps brachii long head	関節上結節および周囲の肩関節唇	橈骨粗面，前腕屈筋膜	筋皮神経	肘関節屈曲，前腕回外，肩関節屈曲
烏口腕筋 coraco brachialis	烏口突起	上腕骨内側面中央	筋皮神経	肩関節屈曲，内転
広背筋 latissimus dorsi	胸腰筋膜を介してTh7-L5棘突起，腸骨稜，第10～12肋骨，肩甲骨下角	上腕骨小結節稜	胸背神経	肩関節伸展，内転，内旋
大円筋 teres major	肩甲骨下角	上腕骨小結節稜	肩甲下神経	肩関節内旋，伸展，内転
上腕三頭筋長頭 triceps brachii long head	肩甲骨関節下結節	尺骨肘頭	橈骨神経	肩関節伸展，内転，肘関節伸展

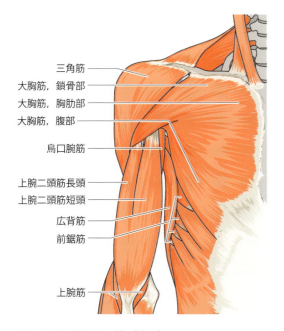

図3 ● 肩関節前面の筋（表層）

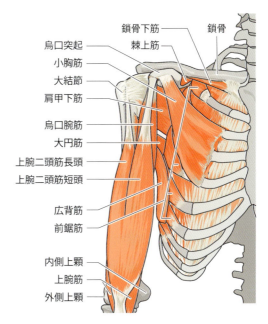

図4 ● 肩関節前面の筋（深層）

- **三角筋**：最表層に位置し，前部・中部・後部に分けられる．
- **大胸筋・小胸筋**：最表層に位置し，鎖骨部・胸肋部・腹部に分かれ，深層に小胸筋が位置する．
- **肩甲下筋**：肩甲骨の肋骨面に位置する．
- **上腕二頭筋短頭**：前腕の最表層に位置する．
- **烏口腕筋**：上腕二頭筋の深層に位置する．
- **広背筋**：体幹背側に位置する．

③ 靭帯・その他（図8）

- **関節上腕靭帯**：肩関節前面に存在し，関節包の肥厚した部位で，その走行の違いから上関節上腕靭帯（SGHL），中関節上腕靭帯（MGHL），下関節上腕靭帯（IGHL）に分けられる．

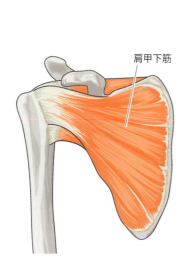

図5 ● 肩甲下筋

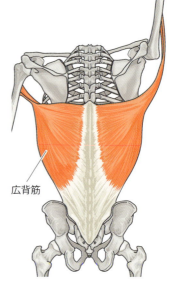

図6 ● 広背筋

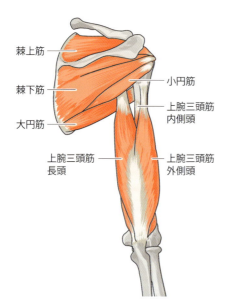

図7 ● 大円筋，上腕三頭筋

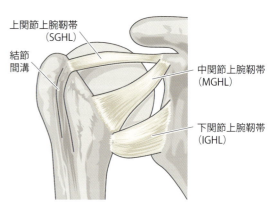

図8 ● 関節上腕靭帯

2 肩関節前面・腋窩の触診の目標

① 肩関節前面痛の圧痛検査のための触診

　　　　肩関節前面痛は，肩関節周囲炎や肩関節脱臼後の理学療法で問題になることが多い．治療部位を特定するために疼痛が発生しやすい部位を触診できる必要がある．上腕二頭筋長頭腱，上腕二頭筋短頭と烏口腕筋，烏口突起周囲，肩甲下筋が疼痛の発生しやすい部位としてあげられる．

Ⓐ 上腕二頭筋長頭腱

　　腱板とともに上腕骨頭を安定化させる作用がある．上腕骨頭前面の結節間溝を通過する際の肩関節運動に伴う骨頭の回旋により，結節間溝部で強い摩擦力を受けるため，疼痛が生じやすい．

Ⓑ 上腕二頭筋短頭と烏口腕筋

　　烏口突起から起始する上腕二頭筋短頭は大胸筋と肩甲下筋に挟まれる部位で摩擦力が加わりやすく，圧痛を生じやすい．また，体表からの深さをイメージしながら触診することで，三角筋，大胸筋のすぐ深層にある上腕二頭筋短頭・烏口腕筋の圧痛と，さらに深層にある肩甲下筋の圧痛を分けて触知できる．

Ⓒ 烏口突起周囲

　　烏口突起には，上腕二頭筋短頭，烏口腕筋，小胸筋といった筋や，烏口肩峰靱帯や烏口上腕靱帯，烏口鎖骨靱帯といった靱帯組織が付着する．さらに，烏口突起の深層には腕神経叢が走行する．そのため烏口突起周囲は牽引力や摩擦力が加わりやすく，神経・血管も多いため，疼痛が生じやすい．触診についてはPart 1-1，Part 1-4参照．

Ⓓ 肩甲下筋

　　肩甲下筋は小結節に停止し，結節間溝の天井を形成する上腕横靱帯となる．肩関節脱臼などでは過剰な外旋が強制されるため，肩甲下筋の停止部で損傷していることもあり，肩甲下筋自体の圧痛を確認することも重要になる．

② 肩関節外旋可動域制限の評価と治療のための触診（下垂位）

　　　　肩関節の挙上運動では大結節が肩峰下を通過するために回旋可動域が重要となる．大結節の通路は内旋位で通過する前方路（anterior path），中間位で通過する中間路（neutral path），外旋位で通過する後外側路（postero-lateral path）がある（図9）．肩関節外転時には後外側路を通過するため外旋可動域が必要になり，**肩関節外旋制限は著明な挙上制限（特に外転制限）を生じる**．肩関節が外旋運動をするためには，関節窩上で上腕骨頭は後方に転がり，前方に滑る必要がある．この運動を制限する組織は以下のようになる．

Ⓐ 三角筋前部・中部

　　三角筋は肩関節の表層で前部・中部・後部線維に分かれ，複数の筋内腱が存在する．三角筋は上腕骨頭を包み込んでいるため，三角筋と骨頭の間は滑らかに動く必要があり，三角筋下滑液包がその動きを補助する．また，前部線維は上腕二頭筋と接するため，その部位での滑走性が低下すると外旋制限が生じる．

Ⓑ 大胸筋

　　大胸筋は体幹の上前面で，表層に位置する内旋筋であるため，外旋を制限する．脳血管疾患後や，臥床期間の長い高齢者などで異常筋緊張の亢進が問題になることがある．

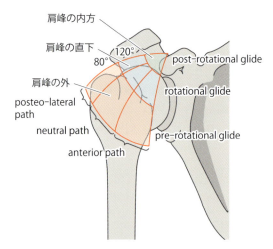

図9● 肩関節挙上時の大結節の通路
文献1より改変して転載．

❶ 肩甲下筋

肩甲下筋は6～7つの筋束に分かれた多羽状筋の構造になっている．下垂位で外旋すると上部筋束が伸張され，挙上位で外旋すると下部筋束が伸張される．肩甲下筋の短縮やれん縮，表層の烏口腕筋や上腕二頭筋短頭との滑走性が低下すると外旋制限が生じる．

❷ 肩甲下筋の腱下包

肩甲下筋と肩甲骨の間に位置し，摩擦を軽減している．通常，weitbrecht孔で肩関節腔内と交通しており，閉塞すると強い外旋制限が生じる．深層に位置するため，触診はできない．

❸ 前方関節包

前方関節包および関節包靭帯の肥厚・短縮も外旋運動を制限する．しかし，肩甲下筋の深層に位置するため，触診で鑑別することは難しい．

❹ 上腕二頭筋短頭

大胸筋，肩甲下筋に挟まれる構造により，肩関節内外旋運動時の両筋が上腕二頭筋短頭を滑走する．この部位で滑走性が低下すると肩関節外旋可動域を低下させる．

❺ 上腕骨頭のアライメント

肩関節前面にある筋の緊張が高くなると，上腕骨頭が前方に変位し，疼痛や可動域制限につながる．そのため，上腕骨頭の位置の左右差を比較する．

③肩関節挙上外旋可動域制限の評価と治療のための触診（挙上位）

肩関節挙上運動の際，上腕骨頭は関節窩に対して上方へ転がり，下方へ滑る．しかし，**腋窩にある組織の柔軟性が低下すると転がり運動や滑り運動が阻害され，可動域は低下する．**

肩甲上腕関節と筋の位置関係から大円筋，広背筋や，肩甲下筋下部筋束は，挙上角度の増加に伴い外転運動を制限する．また，上腕三頭筋長頭は関節下結節に停止するため，同筋の伸張性の低下は上腕骨頭の下方への滑りを制限する．

❶ 広背筋

広背筋の起始は胸腰椎の棘突起や腸骨稜だけでなく，肩甲骨下角から起始する線維もある．広

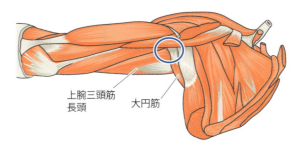

図10 ● 腋窩部の大円筋と上腕三頭筋長頭の交叉部

背筋は下角部で，大円筋の表層へ回り込むように走行を変え，大円筋と共同腱となり小結節稜へ停止する．両筋の腱の間には広背筋の腱下包が存在し，摩擦を軽減している．触診については**Part 1-3**参照．

❸大円筋

大円筋は肩甲上腕関節の屈伸軸の下方と内外旋軸の前方を走行するため，挙上位での外旋を制限する．そして，腋窩部で上腕三頭筋長頭と交叉するため，この部位での滑走性が低下すると肩関節挙上外旋可動域を低下させる（図10）．

❹肩甲下筋

肩甲下筋のなかでも肩甲骨の外側縁から起始する筋束や下角に近い下部筋束は挙上位での外旋を制限する．また，これらの筋束は関節包の下部に停止するため伸張性の低下は関節の運動制限に大きく影響する．

❺上腕三頭筋長頭

上腕三頭筋長頭は関節下結節に付着し，関節の直下を走行するため，同筋の伸張性の低下は上腕骨頭の下方への滑り運動を制限する．また，先述した，大円筋との境界も重要な治療部位となる．

3 肩関節前面の触診

1 大結節・小結節・結節間溝の触診 movie 1-11

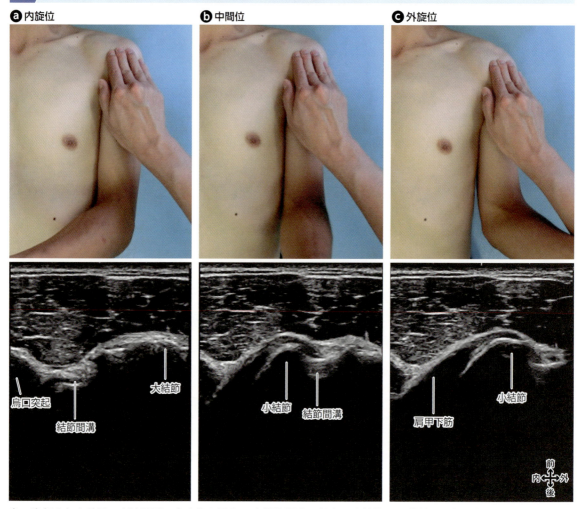

ⓐ 内旋位　ⓑ 中間位　ⓒ 外旋位

烏口突起よりも外側の上腕骨側に広く指を置き，内外旋運動を行うと大結節と小結節の凸部と結節間溝の凹部が指で確認できる．小結節の凸部や結節間溝が浅いなどの個体差により確認しにくい場合がある．また，内旋位では大結節，中間位で結節間溝，外旋位では小結節が指の下にある．内旋位では小結節が烏口突起に近くなるため確認しにくい場合がある．このため，内外旋運動で動かない烏口突起を指標にし，内旋位から，中間位または外旋位に運動させ確認すると，結節間溝や小結節の触診は間違えにくい．

2 上腕二頭筋長頭の触診 movie 1-12

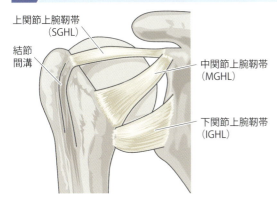

上関節上腕靭帯（SGHL）
結節間溝
中関節上腕靭帯（MGHL）
下関節上腕靭帯（IGHL）

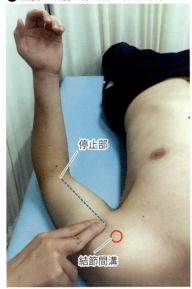

ⓐ 上腕二頭筋の停止部と結節間溝

停止部
結節間溝

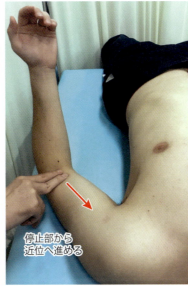

ⓑ 上腕二頭筋長頭の触診

停止部から近位へ進める

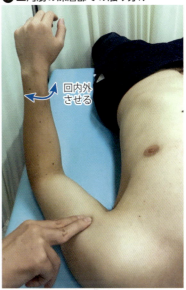

ⓒ 三角筋の深層部での触り分け

回内外させる

a）上腕二頭筋長頭は結節間溝を通過するため，停止部と結節間溝の位置を確認する．
b）触診は停止部から外側縁を触れながら近位へ向かって指を進めていくと触りやすい．
c）三角筋の深層で上腕二頭筋長頭がわかりにくい場合は，三角筋の深層に進入する部位と，結節間溝を結んだ直線上で前腕の回内外運動を行わせ，上腕二頭筋長頭の緊張を確認するとよい．上腕二頭筋長頭腱の触診は結節間溝の近位端で，前腕の回内外運動を行わせると深層で滑走する腱を確認できる．肩関節周囲炎などで夜間痛を訴える症例はこの部位の治療が重要となる．

3 上腕二頭筋短頭の触診 movie 1-13 movie 1-14

ⓐ 上腕二頭筋短頭の停止部と烏口突起

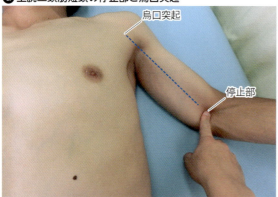

ⓑ 上腕二頭筋短頭の触診

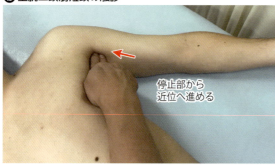

ⓒ 大胸筋の深層部での触り分け

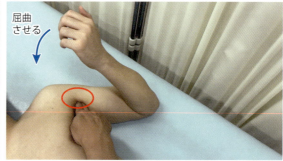

a）上腕二頭筋短頭は烏口突起と停止部を結んだ線を確認する．

b，c）上腕二頭筋短頭が大胸筋の深層を通過する部位を確認する．筋間にゆっくりと指を入れ，肘関節を屈伸させて短頭の収縮を触診する．大胸筋の深層で上腕二頭筋短頭がわかりにくい場合は，大胸筋の深層に進入する部位と烏口突起を結んだ直線上で肘関節の屈曲運動に伴う収縮を確認するとよい．
　その時，上腕二頭筋短頭の走行に垂直になるように指をあて，横断するように指を動かすとコロッとした上腕二頭筋短頭の丸みを感じられる．腋窩部から大胸筋との境界を確認することもでき，肘を屈曲位にすると指が深層に入れやすくなる．この部位は腕神経叢がすぐ近くを走行するので，疼痛に注意しながら触診する必要がある．

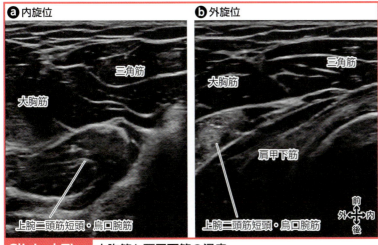

Clinical Tips 大胸筋と肩甲下筋の滑走

肩関節内・外旋運動を行うと上腕二頭筋短頭と烏口腕筋を挟むようにして滑走する大胸筋と肩甲下筋の動態を観察できる．肩関節外旋運動ではこの部位における滑走性が重要であり，大胸筋の深層で上腕二頭筋短頭・烏口腕筋の筋間に触れる技術が必要となる．

4 肩甲下筋停止部の触診 movie 1-15

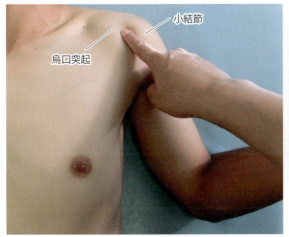
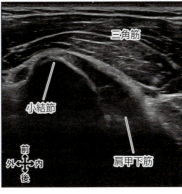

肩甲下筋の停止部は三角筋の深層にあり，体表から直接触れることはできない．
肩関節を外旋位にすると停止部が前方に出てくるため，小結節と烏口突起の間で三角筋の表層から指を押し込むようにして触れる．肩関節を内旋させ，収縮する肩甲下筋を触診する．

5 大胸筋と三角筋前部線維の触診 movie 1-16 movie 1-17

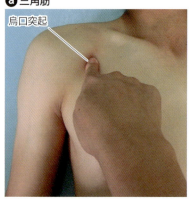

ⓐ 三角筋
烏口突起

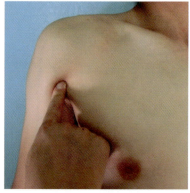

ⓑ 三角筋（大胸筋との筋間）

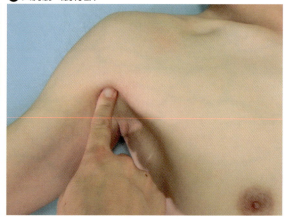

ⓒ 大胸筋（鎖骨部）　　ⓓ 大胸筋（肋骨部）

a) 三角筋・大胸筋とも鎖骨から起始し，上腕骨に停止する．三角筋は烏口突起の表層を走行するため，烏口突起の直上またはやや内側に指をあて，内側から外側に指を動かして，前部線維の筋収縮を確認するとよい．わかりにくい場合，肩関節を屈曲させて膨隆する三角筋を触診する．
b) そのまま，大結節稜に向かい指を移動することで，三角筋との筋間を区別できる．
c) 烏口突起の上方内側に指をあて，肩関節内転に伴う大胸筋鎖骨部の筋収縮を確認しながら触診する．大胸筋は三角筋の深層を走行するため，筋収縮を確認しながら指を停止部まで指を進める．
d) 肩甲上腕関節を軽度外転位にすると腋窩部で大胸筋肋骨部の線維を触診できる．肋骨から上方へ走行する線維は下から上に指をひっかけ，収縮させながら停止部まで指を進めていく．

6 肩甲下筋筋腹（下部筋束）の触診 movie 1-18

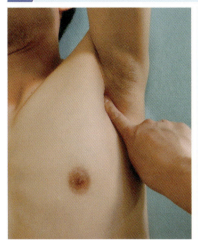
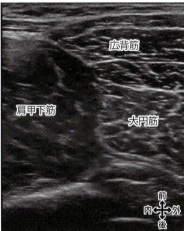

肩甲下筋は大円筋と広背筋の内側深層に位置しているため，これらの筋を避けないと触診が困難である．大円筋・広背筋の筋腹を避けるようにし，肩甲骨の外側縁を指標に内側にある肩甲下窩へ向かって指を押し込む．わかりにくい場合，肩関節の内旋に伴う筋収縮を触診する．

また，腋窩は脂肪組織が多いため深く指を押し込む必要があるが，神経線維も多いため圧痛に注意しながら愛護的に行う必要がある．胸郭側には前鋸筋があり，この部分も圧痛を感じやすい部位であるため注意が必要である．

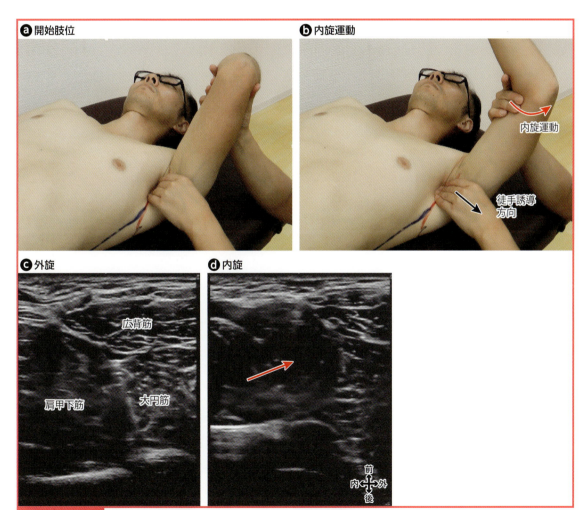

Clinical Tips 肩甲下筋の動態とストレッチ方法 movie 1-19

肩甲下筋は内旋運動に伴い前外側へ移動（➡）するため，柔軟性を高めたい場合，肩関節内旋に伴い，大円筋と広背筋を離すよう前外側へ指を動かすと良い．

■ 文献

1)「整形外科運動療法ナビゲーション　上肢・体幹」(整形外科リハビリテーション学会/編,林　典雄,浅野昭裕/編集委員),pp43,メジカルビュー社,2008

Part 1 肩関節

3 肩関節後面
posterior part of shoulder

颯田季央，中村 翔

目標	どういう場合に触れるのか？	何ができればいいのか？
	❶ 肩関節前方のつまり感がある場合	➡ 肩関節水平内転・内旋可動域制限の評価と治療
	❷ 肩関節内旋制限（結帯動作制限）がある場合	
	❸ 肩関節挙上制限がある場合	➡ 小円筋と上腕三頭筋長頭の境界の評価と治療 QLSの評価と治療
	❹ 肩関節外側に疼痛を訴える場合	

1 肩関節後面の解剖学

① 骨（図1）

- **肩甲棘**：肩甲骨後面にある隆起部で，三角筋や僧帽筋の付着部．
- **肩甲骨上角**：内側縁と上縁の2辺が構成する角で肩甲挙筋や前鋸筋の付着部．
- **肩甲骨下角**：内側縁と外側縁の2辺からなる角で僧帽筋や前鋸筋，大菱形筋の付着部．
- **内側縁**：肩甲骨上角から肩甲骨下角に続く長い縁で，肩甲挙筋や菱形筋の付着部．

② 筋（図2，3）

筋名	起始	停止	神経支配	作用
小円筋 teres minor	肩甲骨外側縁1/2～1/3	上腕骨大結節	腋窩神経	肩関節外旋
上腕三頭筋長頭 triceps brachii long head	肩甲骨関節下結節	尺骨肘頭	橈骨神経	肩関節伸展・内転，肘関節伸展
上腕三頭筋外側頭 triceps brachii lateral head	上腕骨後面橈骨神経溝の近位			肘関節伸展
上腕三頭筋内側頭 triceps brachii medial head	上腕骨後面橈骨神経溝の遠位			肘関節伸展

- 棘上筋・棘下筋：Part 1-1 参照．
- 大円筋：Part 1-2 参照．

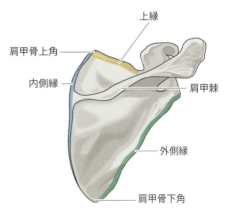

図1 ● 肩甲骨後面の骨

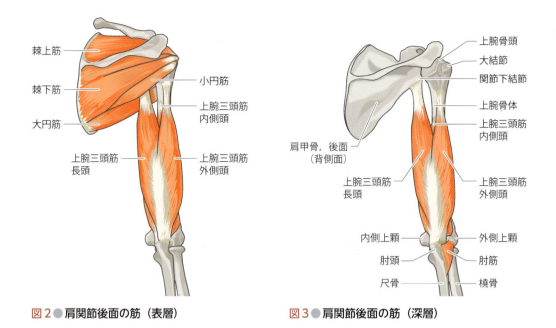

図2●肩関節後面の筋（表層）　　　図3●肩関節後面の筋（深層）

2 肩関節後面の触診の目標

① 肩関節水平内転可動域制限と内旋可動域結帯動作制限の評価と治療のための触診

　　　　肩関節水平内転時に上腕骨頭は関節窩に対して前方へ転がり，後方へ滑る．また，同様に下垂位での肩関節内旋運動では上腕骨頭が関節窩に対して前方へ転がり，後方へ滑る．そのため，後方組織の伸張性の低下により後方への滑りが制限されると，前方組織のインピンジメントや後方の伸張痛を誘発することになる．このことから**肩関節後方にある組織の伸張性**が必要になる．

Ⓐ 棘下筋

　　　　棘下筋は横走線維と斜走線維に分かれている（図4）．横走線維は薄いため，斜走線維と触り分けるのは困難である．横走線維は斜走線維の腱に停止し，斜走線維は大結節の上面から後面に広く停止しているため，棘下筋の伸張性低下は上腕骨頭の動きを制限する．また，三角筋と棘下筋の間の滑走性が低下すると内旋可動域や，外旋の出力が低下する．そのため，筋の境界を触り分ける技術が求められる．

② 小円筋と上腕三頭筋長頭の境界とQLSの評価と治療のための触診

　　　　小円筋は停止部に向かって走行する途中で上腕三頭筋長頭と交叉する．（図5○）この部位の滑走性の低下は肩関節の挙上制限となるため，両筋の境界の触診は重要になる．また，上腕骨，小円筋，上腕三頭筋，大円筋に囲まれた間隙がQLS（quadrilateral space）である．この間隙を腋窩神経と後上腕回旋動静脈が通過している．QLSを構成する筋と上腕骨によりこの間隙が狭小すると肩関節外側に放散痛や知覚障害などが生じる．そのため，どの筋が影響を及ぼしているのか評価する必要がある．

図4 ● 棘下筋の横走線維と斜走線維

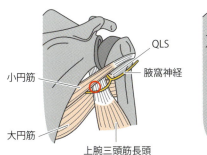
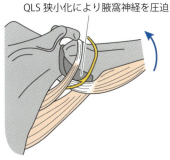

図5 ● 小円筋と上腕三頭筋長頭の境界とQLS（quadrilateral space）
「運動機能障害の「なぜ？」がわかる評価戦略」（工藤慎太郎／編著），pp50，医学書院，2017より改変して転載．

Ⓐ 小円筋

　小円筋はQLSの上縁を形成し，伸張性が低下することでQLSを狭小化させる可能性がある．また，上腕三頭筋長頭と交叉する部位での滑走性が低下すると肩関節挙上可動域を低下させる．小円筋の大きさは個体差があり非常に小さく触診困難な場合があるため，小円筋以外の筋を先に特定したうえで起始・停止の骨部位から推察し圧痛所見をとる必要がある．

Ⓑ 大円筋

　大円筋はQLSの下縁を形成し，伸張性低下はQLSを狭小化させる可能性がある．

Ⓒ 上腕三頭筋長頭

　先述した，小円筋と上腕三頭筋長頭との境界は重要な治療部位となる．QLSの内側縁を形成し，伸張性低下はQLSを狭小化させる可能性がある．

3 肩関節後面の触診

1 肩甲棘の触診 movie 1-20

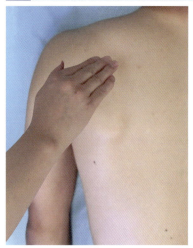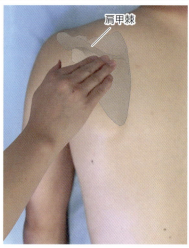

肩甲骨の背面で肩甲棘の下縁に広く指をあて，指の引っかかりを感じながら外側へ向かって進めていく．

2 肩甲骨内側縁・上角・下角の触診 movie 1-21

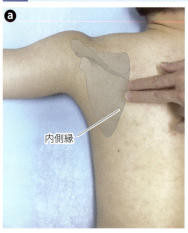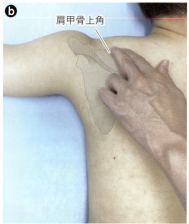
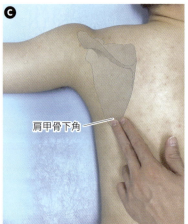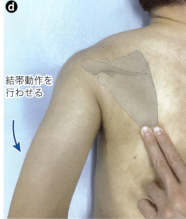

a）指を棘突起から外側へ滑らせていくと，内側縁に指がひっかかる感じを触診できる．

b）肩甲骨内側縁をそのまま上方へ向かって指を進めると肩甲骨上角を触診できる．肩甲骨上角は僧帽筋の深層にあるため，わかりにくい場合は，肩甲帯を挙上させると肩甲骨上角の動きを感じることができる．

c）肩甲骨下角の触診も肩甲骨上角と同様内側縁からはじめ，下方へ向かって指を進めると触診できる．

d）肩甲骨下角がわかりにくい場合，結帯動作を行わせると肩甲骨下角の動きがわかりやすいため，触診しやすくなる．

3 棘下筋と小円筋の触診 movie 1-22 movie 1-23

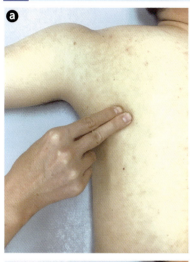
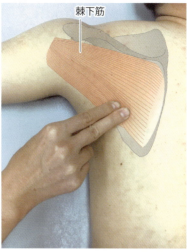
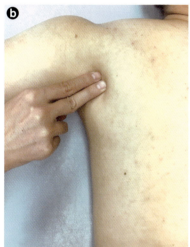
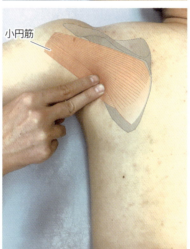

a) 肩甲骨内側縁を確認し，外側へ指を動かすと棘下筋の筋腹を確認できるため，そこから肩甲棘へ向かって指を進める．また，肩甲骨下角から1横指頭側に指を置き，大結節に向かって指を進めると棘下筋筋腹の下縁を触診することができる．

b) 肩甲骨下角と上腕骨大結節を結んだ線を想定し，その線の中央で指を内外側へ動かすとコロッとした小円筋を触診できる．

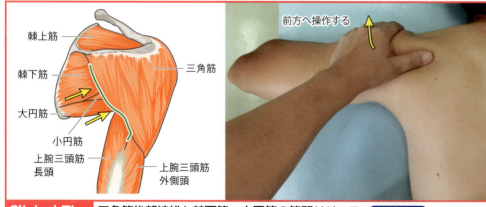

Clinical Tips 三角筋後部線維と棘下筋・小円筋の筋間リリース movie 1-24

━の筋の境界を⇒の方向にはがすように誘導する．
肩関節内旋制限では三角筋後部線維と棘下筋・小円筋の筋間の滑走性低下が問題となる．三角筋の後部線維にそって第1指から母指球をあて，三角筋を把持する．棘下筋・小円筋からはがすように前方へ徒手的に操作していく．

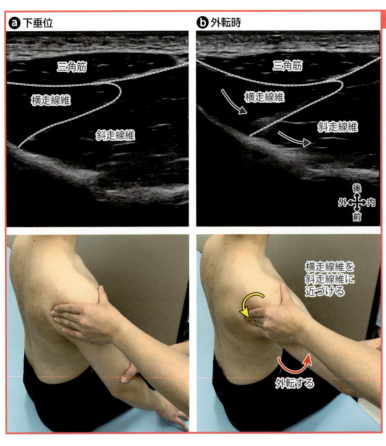

Clinical Tips 棘下筋の収縮動態と誘導
movie 1-25

肩関節外転運動に伴って，棘下筋の横走線維は斜走線維に引かれて斜走線維に集まる動態を示す．したがって収縮を促通するためには外転運動に伴い横走線維を斜走線維へ近づけるよう誘導する[1]．

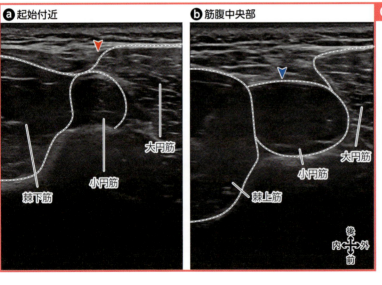

Clinical Tips 小円筋の触診のポイント

小円筋触診をする際，起始部の触診は筋腹が小さいうえに大円筋が表層を一部覆っており，間違えやすい（▶）．しかし，小円筋の中央部では筋腹も大きくなり，表層が他の筋に覆われていないため，コロッとした筋腹を触診しやすくなる（▶）．

4 大円筋の触診 movie 1-26

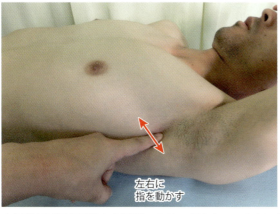
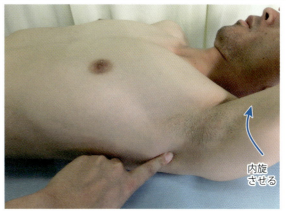

大円筋は肩甲骨下角から腋窩にかけて指をあて，左右に指を動かすと丸くコロッとした感じを触診することができる．小円筋との筋間がわかりにくい場合，肩関節内旋運動を行わせると収縮の違いから筋間を触り分けることが可能である．

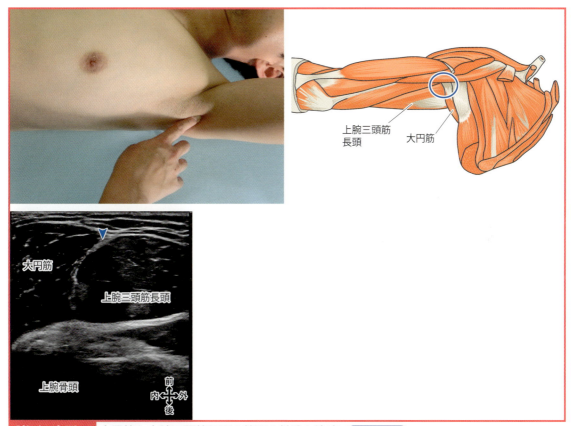

Clinical Tips 大円筋と上腕三頭筋長頭の筋間の触診と治療 movie 1-27

大円筋は停止部に向かって走行する途中で上腕三頭筋長頭と交叉する（○）．この部位の滑走性が低下すると挙上制限を引き起こすため，両筋の境界の触診が重要になる（▶）．挙上位で背側から大円筋を上腕骨付着部まで触診し，肘の屈伸運動をすることで上腕三頭筋長頭との筋間を区別できる．

5 広背筋の触診 movie 1-28

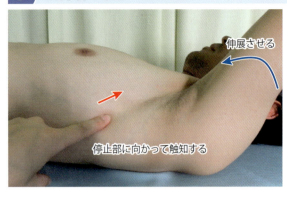

伸展させる

停止部に向かって触知する

広背筋を触知するには，肩関節挙上位で肩甲骨下角のやや前方に指をあて，肩関節の伸展運動を行わせて広背筋の等尺性収縮をさせる．筋収縮を確認しながら停止部へ向かって指を進めていくとわかりやすい．

6 上腕三頭筋の触診 movie 1-29 movie 1-30

ⓐ 上腕三頭筋内側頭

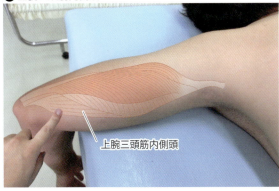
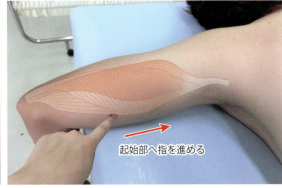

ⓑ 上腕三頭筋外側頭

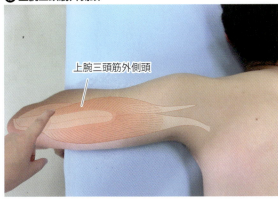
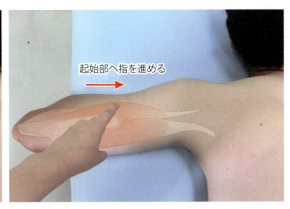

ⓒ 上腕三頭筋長頭

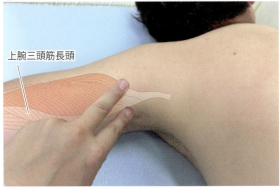

a）上腕三頭筋内側頭の触診では，肘頭の内側に指を置き，内側縁に指をひっかけ，近位へ触診しながら起始部へ指を進めていく．筋腹がわかりにくい場合は，肘関節伸展運動に伴う筋収縮を確認しながら起始部へ指を進める．

b）上腕三頭筋外側頭も同様に肘頭から筋収縮を利用することで触診可能である．

c）上腕三頭筋長頭は上腕三頭筋内側頭の内側縁をそのまま起始部まで触診していくことで触れることができる．途中で三角筋の深層に入っていくため，最後まで触診することは難しい．三角筋の深層に入る前まで筋を追えるため，そのまま上腕三頭筋を収縮させると長頭の筋腹を触診することができる．

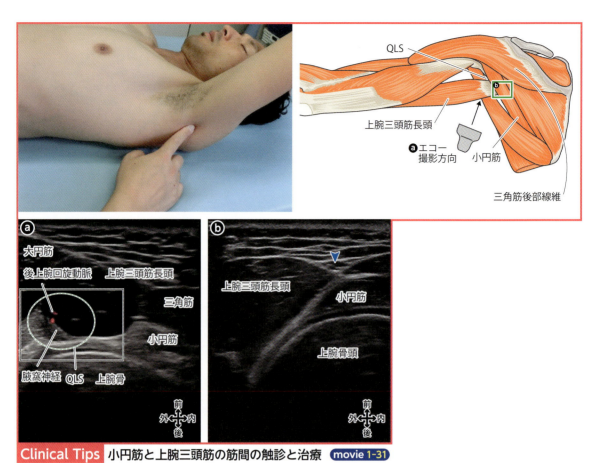

Clinical Tips 小円筋と上腕三頭筋の筋間の触診と治療　movie 1-31

肩関節挙上位で上腕三頭筋長頭を腋窩部に向かって指を進める．肩甲骨の下角から外側縁に沿って小円筋を触診し，両筋の交差する部位が治療部位となる（□）．筋間がわかりにくい場合，肘関節の屈伸運動をすることで上腕三頭筋長頭と小円筋の筋間がわかりやすくなる．さらに，三角筋の深層で上腕三頭筋長頭を超え，上腕骨頭下縁まで指を進めた部位がQLSである．ここは，圧痛を訴えやすい部位であるため慎重に触診をする必要がある．

■ 文献

1）「運動療法の「なぜ？」がわかる超音波解剖」（工藤慎太郎/編著），pp38，医学書院，2014

Part 1 肩関節

4 肩甲帯
shoulder girdle

颯田季央, 中村 翔

どういう場合に触れるのか？	何ができればいいのか？
❶ 肩関節挙上制限がある場合	➡ 肩甲胸郭関節の可動域制限の制限因子の評価と治療
❷ 結帯動作制限がある場合	➡ 肩甲骨の運動に必要な筋収縮の確認
❸ 肩甲骨と上腕骨の動きを確認する場合	➡ 肩甲上腕リズムの確認

1 肩甲帯の解剖学

① 骨

- 鎖骨：Part 1-2 参照．
- 胸鎖関節：Part 1-2 参照．
- 肩甲骨上角：Part 1-3 参照．
- 肩甲骨下角：Part 1-3 参照．
- 内側縁：Part 1-3 参照．

② 筋（図1〜4）

筋名	起始	停止	神経支配	作用
前鋸筋 serratus anterior	第1〜9肋骨	肩甲骨内側縁	長胸神経	上部：肩甲骨の前傾 全体：肩甲骨の上方回旋
大菱形筋 rhomboid major	Th1-4棘突起	肩甲骨内側縁	肩甲背神経	肩甲骨挙上，内転，下方回旋
小菱形筋 rhomboid minor	C6-7棘突起	肩甲骨内側縁	肩甲背神経	肩甲骨挙上，内転，下方回旋
僧帽筋 trapezius	上部：外後頭隆起，項靱帯 中部：Th1-6棘突起 下部：Th7-12棘突起	上部：鎖骨外側1/3 中部：肩甲棘 下部：肩甲骨内側縁で棘三角部	副神経，第2〜4頸神経	上部：肩甲骨挙上・上方回旋 中部：肩甲骨内転・上方回旋 下部：肩甲骨下制と上方回旋
小胸筋 pectoralis minor	第3〜5肋骨	烏口突起	胸筋神経	肩甲骨前傾，下方回旋 肩甲骨が固定されると肋骨を挙上（呼吸補助）

2 肩甲帯の触診の目標

① 肩甲胸郭関節の可動域制限の評価と治療のための触診

　　　肩甲胸郭関節は肩甲上腕関節や肩鎖関節といった解剖学的関節とは異なり，滑膜をもたない機能的関節である．肩甲骨は体幹と肩甲骨をつなぐ筋によってその安定性と可動性が保証されてい

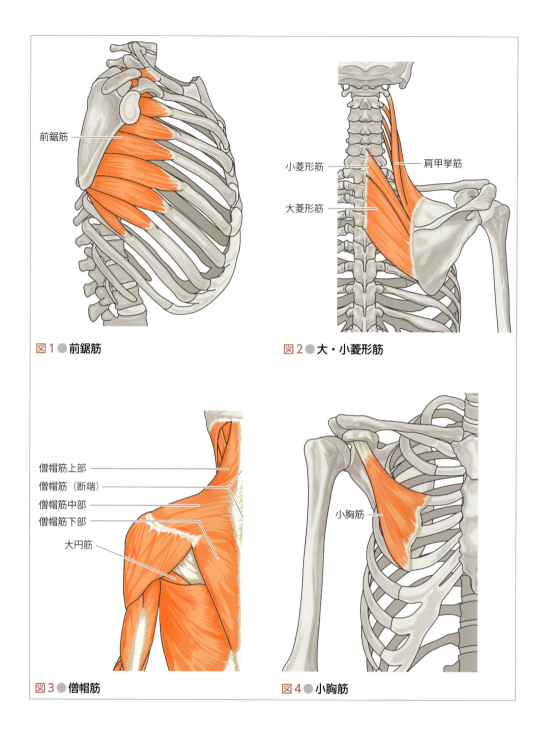

図1● 前鋸筋

図2● 大・小菱形筋

図3● 僧帽筋

図4● 小胸筋

る．そのため，肩甲胸郭関節での肩甲骨の動きは3次元的な動きとなり，挙上と下制，外転と内転，前傾と後傾の動きの組み合せにより生じる（図5）．上方回旋（肩甲骨下角が腋窩へ近づく動きで，肩甲骨挙上・外転の動きが加わる複合運動）や，結帯動作に伴う下方回旋（上方回旋の逆の動きで，肩甲骨下制・内転の動きが加わる複合運動）が生じることで可能となる．したがって，肩甲骨の動きに影響を及ぼす筋の伸張性が低下すると，挙上動作だけでなく結帯動作の制限にもつながる．

Ⓐ 肩甲上腕関節の挙上運動

肩甲骨の挙上・外転・後傾が必要になる．

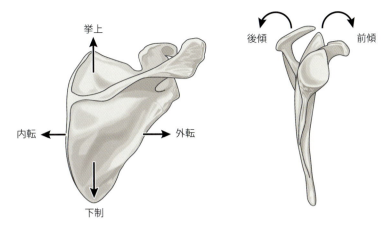

図5 ● 肩甲胸郭関節での肩甲骨の動き

- 前鋸筋上部線維
  ▶ 前鋸筋のなかでも第1〜2肋骨に付着する上部線維は肩甲骨を前傾させる．つまり，この部位の伸張性の低下は肩甲骨の後傾を制限するため，挙上制限がある場合，触診する必要がある．
- 小胸筋
  ▶ 肩甲骨の烏口突起に付着し，前鋸筋の上部線維と同様に肩甲骨を前傾させる．つまり，この部位の伸張性の低下は肩甲骨の後傾を制限するため，挙上運動に問題がある場合，触診する必要がある．

❸ 結帯動作

肩甲骨の下制・内転・前傾が必要になる．

- 前鋸筋下部線維
  ▶ 肩甲骨を上方回旋させる作用を有する．この部位の伸張性の低下は下方回旋を制限するため，結帯動作に問題がある場合，触診する必要がある．
- 僧帽筋下部線維
  ▶ 肩甲骨を後傾させる作用を有する．この部位の伸張性の低下は前傾を制限するため，結帯動作に問題がある場合，触診する必要がある．
- 菱形筋
  ▶ 大・小菱形筋は僧帽筋の深層に存在し，その走行も僧帽筋とは異なる．菱形筋の肩甲骨を内転させる力と前鋸筋の肩甲骨を外転させる力により発生した合力は肩甲骨内側縁を胸郭へ向かって引き付ける方向へ働く（図6）．肩甲骨内側縁に付着する前鋸筋とともに作用することで挙上時の肩甲骨の安定化に寄与している．菱形筋の機能低下は挙上時の肩甲骨の運動や安定性に異常をきたすため，菱形筋の筋力を評価することが重要である．

② 肩甲骨上方回旋に必要な筋収縮の評価のための触診

肩甲上腕リズムとは上腕骨と肩甲骨がおよそ2：1の割合で運動することを示す（図7）．肩甲骨の上方回旋を促すためには肩甲骨周囲にある筋群の協調的な働きが必要になる（図8）．上方回旋を促すためには肩甲骨が胸郭上を安定して動く必要がある．そのためには先述した前鋸筋と菱

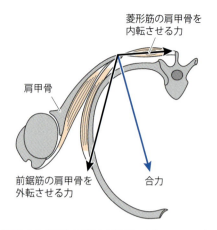

図6 ● 肩甲骨内側縁を胸郭に引きつける力
「運動療法の「なぜ？」がわかる超音波解剖」（工藤慎太郎/編著），pp18，医学書院，2014より改変して転載．

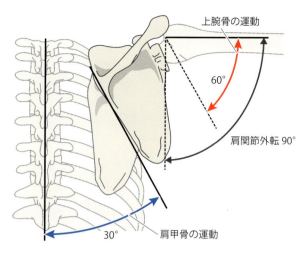

図7 ● 肩甲上腕リズム

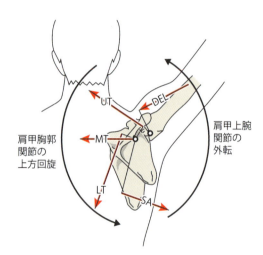

図8 ● 挙上時の肩甲骨周囲筋の働き
文献1より引用．
DEL（三角筋），SA（前鋸筋），UT（僧帽筋上部線維），MT（僧帽筋中部線維），LT（僧帽筋下部線維）

形筋の関係だけではなく，僧帽筋と前鋸筋など**肩甲骨に付着する筋の協調した収縮や伸張性**が重要となる．

肩関節 Part 1

3 肩甲帯の触診

1 前鋸筋上部線維の触診 movie 1-32

ⓐ 中間位

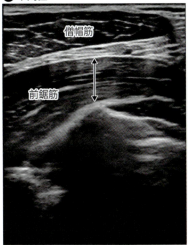

ⓑ 肩関節伸展

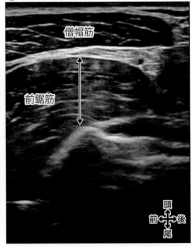

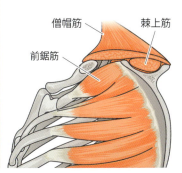

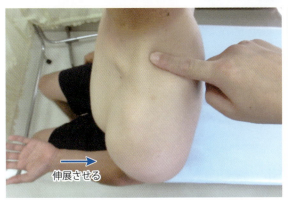

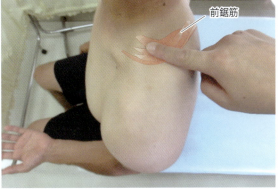

エコーでは肩関節の伸展運動に伴い，僧帽筋の深層に位置する前鋸筋が膨隆する様子が観察できる．前鋸筋の上部筋束は僧帽筋の深層に位置しているため，肩甲骨上角の前方に指をあて，少し強めに圧迫し，指を前後に動かして触診する．わかりにくい場合，肩関節伸展運動に伴う前鋸筋の収縮を確認し，指の引っかかりを感じながら外側へ向かって触診する．

2 小胸筋の触診 movie 1-33

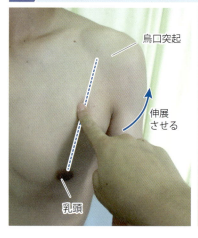
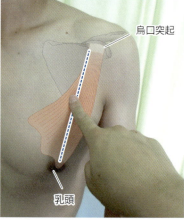

肩関節の伸展運動に伴い，大胸筋の深層に位置する小胸筋が膨隆する様子が観察できる．小胸筋は大胸筋と作用が異なるため，小胸筋を収縮させることにより触診可能である．

烏口突起の下端を確認し，烏口突起と乳頭を結んだ線上で，大胸筋の上から指を少し深く押しあて，肩関節伸展運動に伴う小胸筋の収縮を確認しながら触診する．

ⓐ 中間位

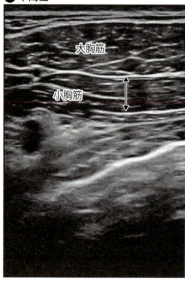

ⓑ 肩関節伸展

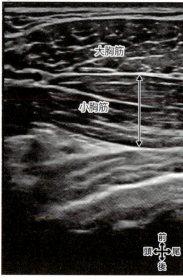

3 前鋸筋中部・下部線維の触診 movie 1-34

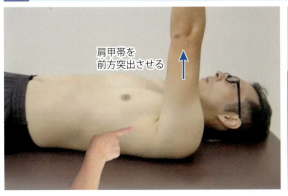
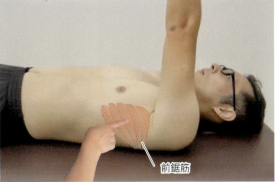

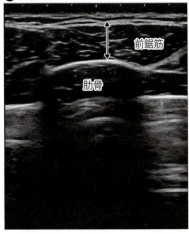
ⓐ 上肢90°挙上位

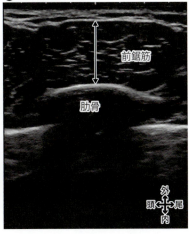
ⓑ 肩甲帯前方突出

前鋸筋中部・下部線維の前方には大胸筋が，後方には広背筋が位置しており，両筋の間で体表から前鋸筋に触れられる領域がある．
広背筋の前方で胸部の側面に指を当て，上肢を90°挙上させ，肩甲帯を前方突出させることで前鋸筋の収縮を確認しながら触診する．

4 僧帽筋下部線維の触診 movie 1-35

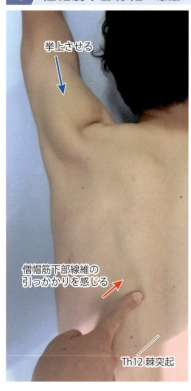

挙上させる

僧帽筋下部線維の
引っかかりを感じる

Th12 棘突起

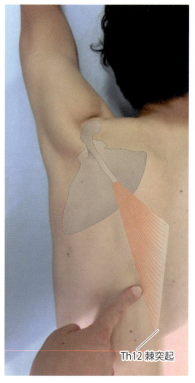

Th12 棘突起

肩関節を挙上位にする．肩甲棘の中央とTh12棘突起を結んだ線上の中央に指をあて，肩関節を挙上させた際，指を上内側方向へ滑らせると僧帽筋下部線維のひっかかりを触診する．わかりにくい場合，想定線上に指をあて，肩関節を屈曲させたときの収縮を触診する．体幹伸展による代償が入ると，脊柱起立筋の膨隆が大きくなり，触診が難しくなるため，代償動作に注意が必要である．

ⓐ 収縮前

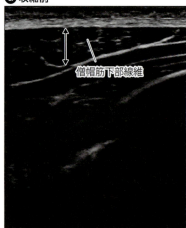

僧帽筋下部線維

ⓑ 収縮時

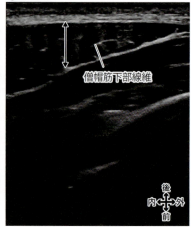

僧帽筋下部線維

肩関節 Part 1

5 菱形筋の触診①

ⓐ 肩甲骨内側縁の中央

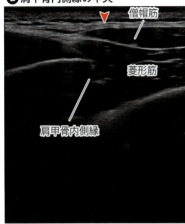

ⓑ 肩甲骨下角から2横指頭側

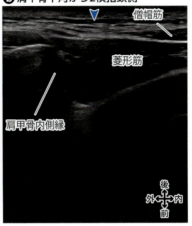

菱形筋は僧帽筋に覆われている（▶）．しかし，肩甲骨下角から2～3横指頭側までの一部の領域は僧帽筋に覆われておらず（▶），体表から触診可能である．

6 菱形筋の触診② movie 1-36

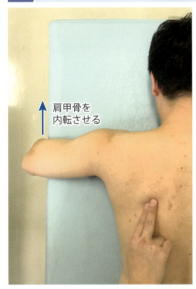

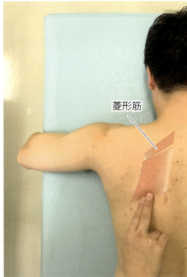

肩甲骨下角の2横指頭側かつ内側縁に指を当てる．
菱形筋の下縁は肩甲骨下角と胸椎棘突起を結んだ線を想定し，下から上に指を滑らせてひっかかりを触診する．
菱形筋の上縁は肩甲棘三角と頸椎棘突起を結んだ線を想定し，上から下に指を滑らせて引っかかりを触診する．
下縁がわかりにくい場合，想定線上に指をあて，肩甲骨の内転運動をさせて収縮を触診する．上縁も同様に，想定線上に指をあて，肩甲骨の内転運動をさせて収縮を触診する．

ⓐ 安静時

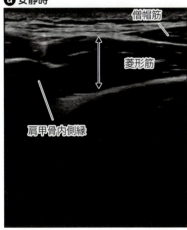

ⓑ 肩甲骨内転運動時

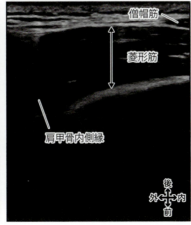

49

■ 文献

1)「カラー版 筋骨格系のキネシオロジー 原著第2版」(Neumann DA/著, 嶋田智明, 有馬慶美/監訳), pp165, 医歯薬出版株式会社, 2012

Part 2 肘関節

1 肘関節前面～内側面
anterior-medial side of elbow joint

森田竜治

どういう場合に触れるのか？	何ができればいいのか？
❶ 肘関節伸展可動域制限がある場合	➡ 上腕筋の柔軟性の評価と治療
❷ 肘関節前面～内側部痛を訴える場合	➡ 上腕骨内側上顆～前腕屈筋群の圧痛検査
❸ 肘関節外反不安定性がある場合	➡ 内側側副靱帯の触診

1 肘関節前面～内側面の解剖学

①骨（図1）

- 上腕骨内側上顆：上腕骨遠位で，内側に突出している骨隆起を指す．
- 上腕骨滑車：上腕骨遠位端にて尺骨と腕尺関節を形成する．
- 橈骨頭，尺骨の橈骨切痕：橈尺関節を構成し，これにより前腕回内外運動が可能になる．

②筋（図2）

筋名	起始	停止	神経支配	作用
上腕二頭筋 biceps brachii	長頭：肩甲骨関節上結節 短頭：肩甲骨烏口突起	橈骨粗面，前腕屈筋腱膜	筋皮神経	長頭：肩・肘関節屈曲，前腕回外 短頭：肘関節屈曲，前腕回外
上腕筋 brachialis	上腕骨遠位中央前面	浅頭：尺骨粗面 深頭：関節包	筋皮神経	肘関節屈曲
尺側手根屈筋 flexor carpi ulnaris	上腕骨内側上顆，前腕筋膜，肘頭から尺骨中部までの後縁	豆状骨に停止した後，有鉤骨・第5中手骨底	正中神経	肘関節屈曲，前腕回内，手関節尺屈・掌屈
長掌筋 palmaris longs	上腕骨内側上顆	手掌腱膜	正中神経	肘関節屈曲・前腕回内，手関節掌屈，全指尖を寄せる運動
橈側手根屈筋 flexor carpi radialis	上腕骨内側上顆	第2中手骨底	正中神経	手関節掌屈・尺屈，肘関節屈曲，前腕回内外
円回内筋 pronator teres	上腕骨内側上顆，尺骨鉤状突起内側	橈骨中央外側	正中神経	前腕の回内，肘関節屈曲
深指屈筋 flexor digitrum profundus	尺骨内側面・前腕骨間膜	第2～5指末節骨底掌側	正中神経・尺骨神経	第2～5指の遠位指節間関節（DIP関節）の屈曲
浅指屈筋 flexor digitorum superficialis	上腕骨内側上顆，尺骨粗面の内側上端部，橈骨の上部前面	第2～5指中節骨底	正中神経	第2～5指の近位指節間関節（PIP関節）の屈曲

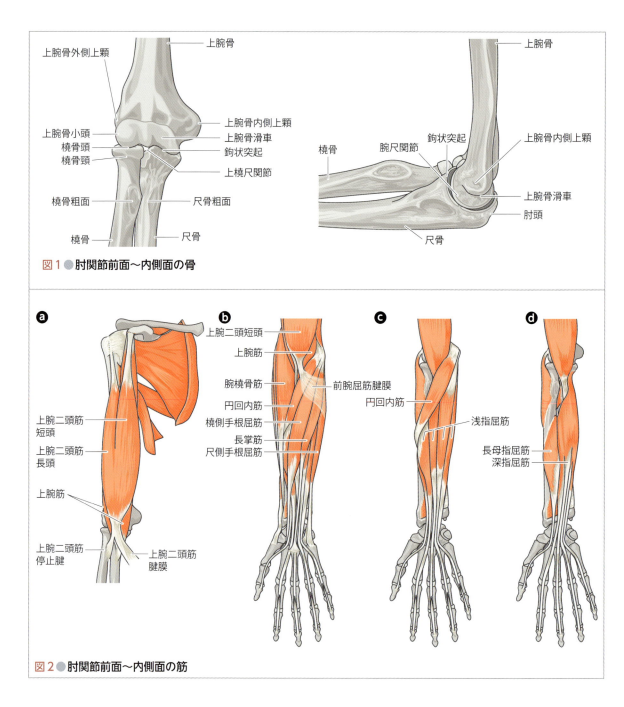

図1● 肘関節前面〜内側面の骨

図2● 肘関節前面〜内側面の筋

③ 靭帯，その他（図3）

- **内側側副靱帯**：前斜走線維，後斜走線維，横走線維がある．
  - ▶前斜走線維（AOL：anterior oblique ligament）：上腕骨内側上顆から尺骨鉤上突起に向かって扇状に広がっていく．
  - ▶後斜走線維（POL：posterior oblique ligament）：上腕骨内側上顆から尺骨肘頭内側面を結ぶ．
  - ▶横走線維：肘頭内側から鉤状突起内側を結ぶ．
- **肘関節前方脂肪体**（図4）：肘関節前方関節包の深層に存在する脂肪組織．

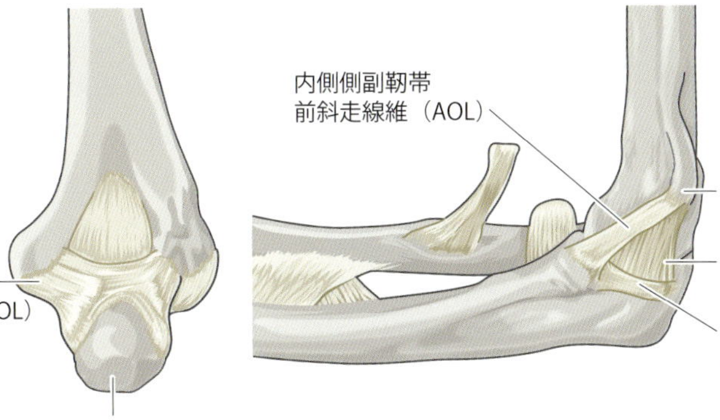

肘関節 Part 2

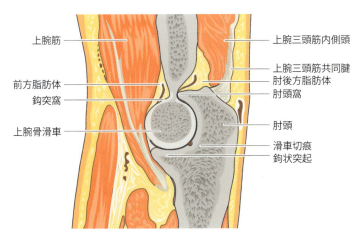

図3 ●内側側副靱帯

図4 ●肘関節前方・後方脂肪体
上腕遠位，前腕近位の断面を観察すると，上腕筋の深層と上腕三頭筋内側頭の深層に脂肪体が確認できる．それぞれの筋収縮に伴って脂肪体は滑走したり，厚みを変えたりする．

2 肘関節前面～内側面の触診の目標

①上腕筋の柔軟性の評価と治療のための触診

　肘関節の屈曲－伸展は腕尺関節，腕橈関節によって行われるが，主関節は上腕骨滑車と尺骨滑車切痕で構成される腕尺関節である．肘関節の骨折に伴う同部位の可動域制限は臨床上経験するが，特に肘関節の伸展制限は肘関節の骨折の他にも頻繁に遭遇する．

　肘関節の伸展制限の原因は，肘関節屈曲に作用する**筋の柔軟性の低下**や肘関節前面の**関節包の短縮**，あるいは**脂肪体の柔軟性の低下**などが考えられる．そこで注目すべきが**上腕筋**である．

　上腕筋は上腕二頭筋の深層に存在する肘関節の屈筋である．停止部は肘関節の前方関節包と接する．また，上腕骨鈎突窩のレベルに脂肪体が存在し，上腕筋と隣接している．これらの特徴から肘関節伸展制限の原因となるため，**上腕筋の柔軟性や滑走性**について触診して評価する必要がある．上腕筋は上腕二頭筋の深層にあり，筋腹レベルでは上腕二頭筋とほぼ同じ走行なので上腕筋を選択的に触診する．

53

②肘関節前面～内側面の圧痛検査のための触診

　肘関節は生理的に外反しており，上腕骨内側上顆に付着する組織は常に外反ストレスにさらされる．野球やゴルフ，テニスなどのシャフトの長い道具を用いてインパクトするスポーツなどでは肘関節前面～内側面のトラブルが多い．上腕骨内側上顆から起始する筋は円回内筋，橈側手根屈筋，長掌筋，浅指屈筋，尺側手根屈筋があり，共同腱を有して内側上顆に付着する（図2b, c）．
　前腕のストレッチングを行う場合，前腕屈筋群としてひとかたまりにしてしまいがちである．それぞれの筋は起始部が同じであるが，それぞれ走行や作用に違いがある．より効果の高い伸張刺激を加えるならば分けて行う方が望ましい．また，**圧痛所見を確認する場合も，共同腱が付着する上腕骨内側上顆，共同腱，各筋腹を分けて触診する技術**が必要である．

③肘関節外反不安定性の評価と治療のための触診

　内側側副靱帯は，3つの走行に分けられるが，臨床的に重要なのはAOLとPOLである．AOLは肘関節内側の主要な安定化機構として，肘関節の屈曲角度にかかわらず外反制動に対する一定の緊張を保っている．POLは屈曲角度が増すと緊張が高まる．肘関節の外反不安定性は主にAOLの損傷により生じる．先述した前腕屈筋の共同腱は，前方共同腱と後方共同腱に分かれ，前方共同腱はAOL上縁を沿って走行をしており，AOLの外反制動力を補っていると考えられている[1]．AOLの評価では**靱帯の緊張や圧痛，エンドポイントなどを触れながら感じる必要がある**ため，触診技術が必要になってくる．AOLの触診は共同腱の深層で触れる．起始部の上腕骨内側上顆から中央部にかけては索状となっているが，停止部では扁平化するため[2]，触診は起始部の方から触れるとわかりやすい．

肘関節 Part 2

3 上腕筋の触診

1 上腕筋の外観

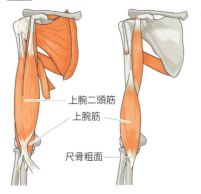

上腕二頭筋の深層にある上腕筋を示す．

2 上腕筋の位置の確認

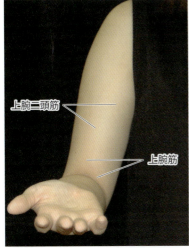
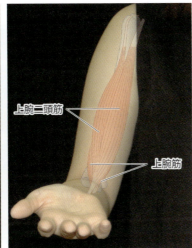

上腕筋は上腕二頭筋の深層に位置する．体表上は上腕遠位で確認できる．

3 上腕筋の筋腹の触診 movie 2-1

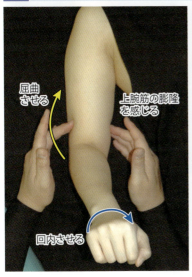
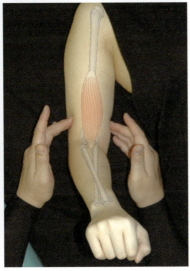

上腕の遠位で内外側に指を当てる．前腕の回内を伴う屈曲運動を行わせる．屈曲角度が増してくるとグッと膨隆してくる上腕筋を触れることができる．

55

4 上腕筋の起始部の触診 movie 2-2

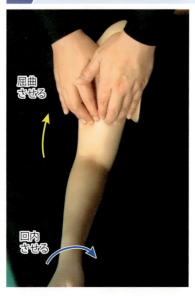

上腕中央からやや近位に指をあてる．前腕の回内を伴う屈曲運動を行わせ，徐々に遠位に指をずらしていくと上腕二頭筋の奥で硬くなる上腕筋の収縮を感じることができる．

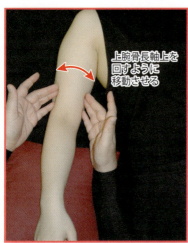

Clinical Tips 上腕筋の柔軟性の評価① movie 2-3

上腕筋の内外側に指を当て，肘関節を30°～45°屈曲位とする．そこで上腕筋を内外側に上腕骨長軸上を回すように移動させる．筋の硬さに左右差がある場合は伸展制限の因子として治療対象となる．

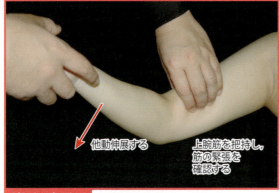 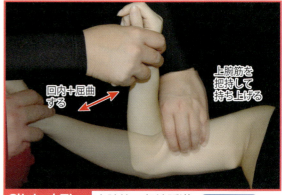

Clinical Tips 上腕筋の柔軟性の評価② movie 2-4

肘関節を30°～45°屈曲位とする．そこで上腕筋を内外側から把持し他動的に伸展していく．このとき上腕筋が徐々に緊張していく様子を触診する．筋の硬さに左右差がある場合は伸展制限の因子として治療対象となる．

Clinical Tips 上腕筋の収縮誘導 movie 2-5

上腕筋を内外側から触診し，肘関節30°屈曲位とする．そこから回内を伴う屈曲運動を誘導する．そのとき上腕筋を内外側から把持し屈側に持ち上げながら近位に滑走させる．肘関節前方関節包や前方脂肪体をより近位に滑走させるイメージで，筋の誘導を行う．

肘関節 Part 2

Clinical Tips 肘関節屈伸時の脂肪体の動き
movie 2-6

肘関節が屈曲すると上腕筋が収縮し脂肪体は厚みを増す．伸展すると，上腕筋遠位が滑車上にを乗り越える動きに伴い，脂肪体も遠位に滑走する．

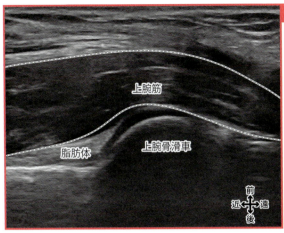

5 上腕二頭筋長頭の位置の確認

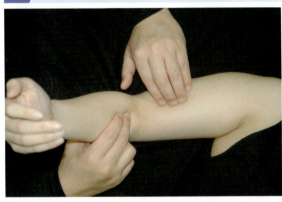
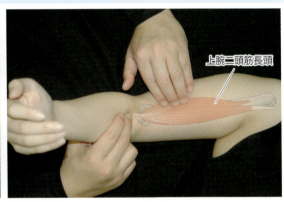

上腕二頭筋長頭の停止部は橈骨近位で，筋腹は上腕骨の長軸に沿って走行する．

6 上腕二頭筋短頭の位置の確認

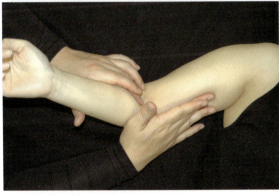
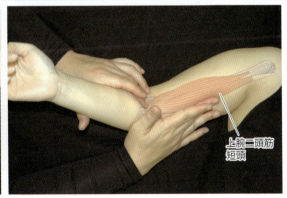

上腕二頭筋短頭は上腕骨内側を長軸方向に走行し，烏口突起へと続く筋腹をイメージする．

7 上腕二頭筋長頭の触診 movie 2-7

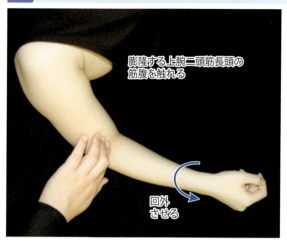

肘関節45°屈曲位とする．前腕回外運動を繰り返すと近位方向に膨隆する上腕二頭筋長頭の筋腹を触れることができる．
そのまま近位方向へ指を進めていくと上腕骨結節間溝まで触れることができる．

8 上腕二頭筋腱の触診 movie 2-7

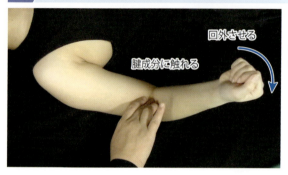

モコッと収縮する筋腹を遠位に指を進めると，コロコロした腱を触れることができる．太い腱なのでわかりやすい．丁寧に追っていくと停止部の橈骨近位まで触れることができる．

9 上腕二頭筋短頭の触診 movie 2-8

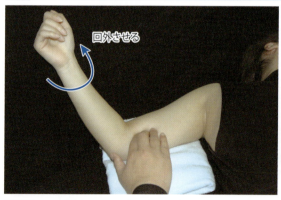 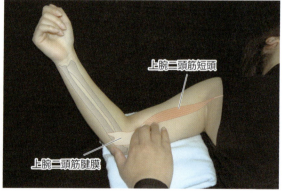

肘関節45°屈曲位で，上腕の遠位，内側中央に指を当て前腕回外運動を行わせる．回外に伴い膨隆する上腕二頭筋短頭の筋腹を触れることができる．

肘関節 Part 2

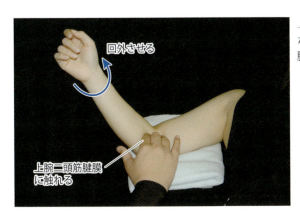

上腕二頭筋短頭の筋腹を遠位にたどると，コロコロした腱に変わることが分かる．さらに遠位まで追うと前腕屈筋群の近位まで触れることができる．

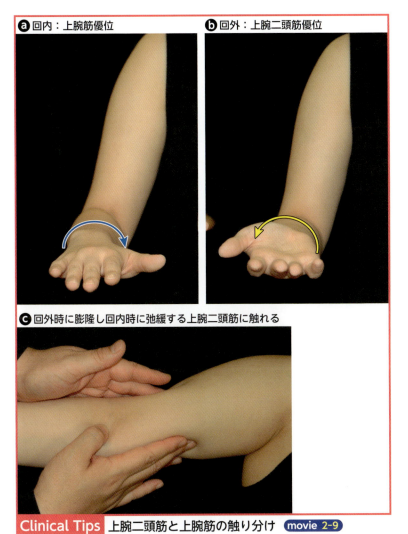

Clinical Tips 上腕二頭筋と上腕筋の触り分け　movie 2-9

肘関節45°屈曲位とし，前腕回内外運動を支持する．両側の第2指と第3指で上腕の両側から指を当て，回外時に膨隆する上腕二頭筋を第2指で触れる．第3指は膨隆する筋腹と上腕筋の境界に触れる．回内時に上腕内外側で触れられるのは肘関節屈曲位保持に作用している上腕筋である．

4 上腕骨内側上顆〜前腕の触診

1 前腕屈筋群の外観

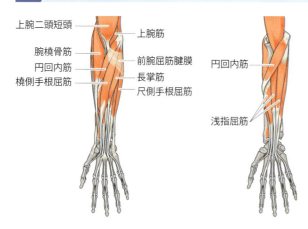

2 上腕骨内側上顆の触診 movie 2-10

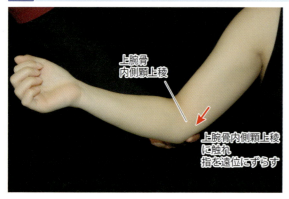

上腕遠位部に指を当て、そのまま遠位にずらしていくと内側顆上稜に触れられる。さらにその遠位に行くと内側に突出した上腕骨内側上顆を触れることができる。

3 前腕屈筋群近位部の走行イメージ

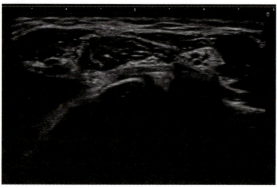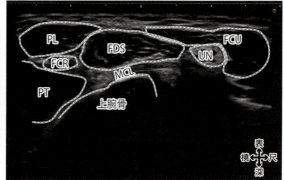

前腕近位内側のエコー画像では浅指屈筋（FDS）の深層に内側側副靱帯（MCL）が存在し、FDSと尺側手根屈筋（FCU）が尺骨神経（UN）を囲むように位置していることがわかる。
PL：長掌筋，FCR：橈側手根屈筋，PT：円回内筋

肘関節 Part 2

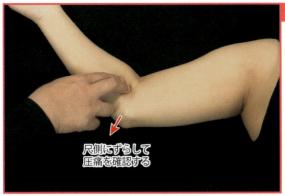

Clinical Tips 前腕屈筋群圧痛検査（円回内筋）
近位部 movie 2-11

内側側副靭帯前斜走線維を覆うように前腕屈筋の共同腱が広がる．前腕屈筋群の圧痛検査を行う場合は尺側から順に，円回内筋，長掌筋，橈側手根屈筋，長掌筋，尺側手根屈筋の順で行う．圧痛のスクリーニングでは，まず円回内筋を触診し，尺側にずらして圧痛を確認する．スクリーニングで圧痛を認めた部位は各筋を収縮させて確認していく．

4 円回内筋の位置の確認

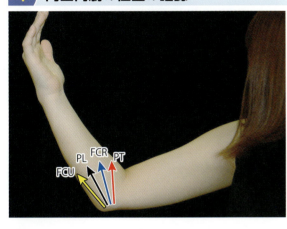
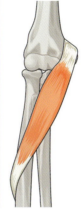

円回内筋は上腕骨内側上顆に起始する前腕屈筋群のなかで最も橈側を走行する．
PT：円回内筋，FCR：橈側手根屈筋，
PL：長掌筋，FCU：尺側手根屈筋

5 円回内筋の触診 movie 2-12

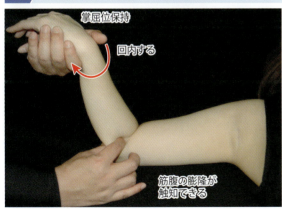

肘関節屈曲位，手関節を掌屈位に保持し，他の前腕屈筋群を緩めた肢位とする．前腕の回内運動を行うと，上腕骨内側上顆から橈骨にかけてコロッとした筋腹の膨隆が触知できる．橈骨中央まで追っていく．

6 長掌筋の触診 movie 2-13

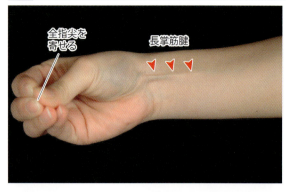

全指尖を集めるように運動すると手関節中央に長掌筋腱が浮き上がる．前腕中央やや近位部で腱の緊張から筋腹の収縮に変わる筋腱移行部が確認できる．筋腹を上腕骨内側上顆に向かって追っていく．

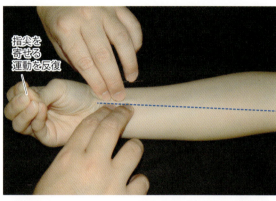

全指尖を寄せる運動を繰り返してもらい腱を触れたら，上腕骨内側上顆までの直線をイメージして近位に進めていく．

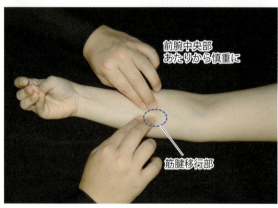

長掌筋の腱は長く前腕近位部で腱となる．そのため，腱と筋の移行部を確実に触れられるように慎重に触れていく．

肘関節 Part 2

7 橈側手根屈筋の位置の確認

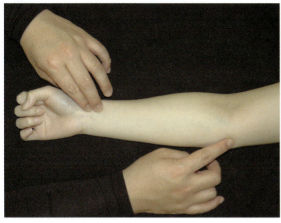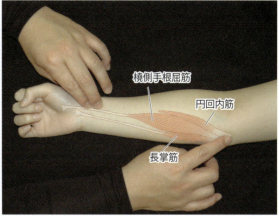

橈側手根屈筋は円回内筋の尺側で，長掌筋の橈側に位置する．

8 橈側手根屈筋の触診 movie 2-14

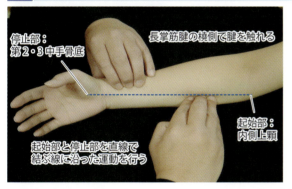

長掌筋を収縮させ腱を浮き上がらせる．その橈側に指を置く．橈側手根屈筋の停止部である第2・3中手骨底と上腕骨内側上顆を直線で結ぶ線に沿った運動を行う．橈側から腱を触れ，長掌筋と隣接する筋腹を尺側から触れていく．長掌筋筋腹の橈側で収縮する筋腹を分けながら近位内側上顆まで追っていく．停止部の上腕骨内側上顆まで丁寧に触れる．

9 尺側手根屈筋の位置の確認

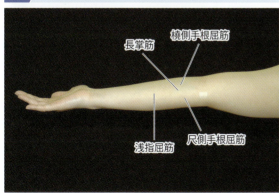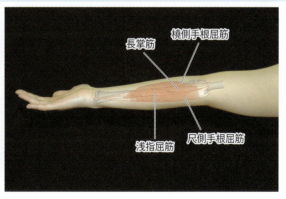

尺側手根屈筋は内側上顆から起始する前腕屈筋群で最も尺側に位置する．長掌筋・浅指屈筋に隣接し，深指屈筋を覆うように位置している．

10 尺側手根屈筋の触診 movie 2-15

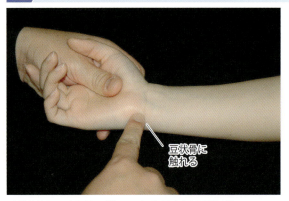

手掌尺側で豆状骨を触れ，上腕骨内側上顆と結ぶラインをイメージする．手関節尺側のコロッとした豆状の突起（豆状骨）に触れる．

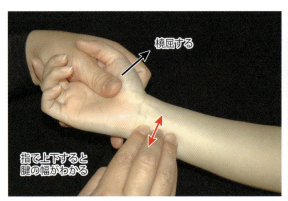
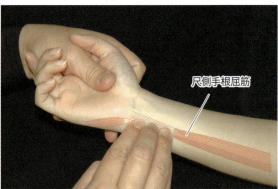

手関節を橈屈すると，尺側で尺側手根屈筋の腱が触れられる．指で上下させると腱の幅が分かる．

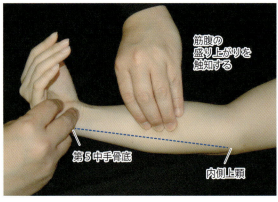

第5中手骨底と上腕骨内側上顆が直線で結ばれるように運動すると筋腹の盛り上がりを触知できる．

肘関節 Part 2

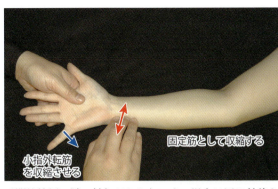
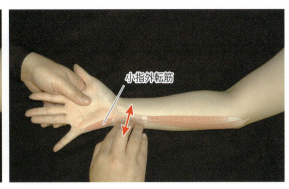

手関節撓屈で腱の触知がわかりにくい場合は同じ付着をもつ小指外転筋を収縮させると，固定筋として尺側手根屈筋が収縮するので，そこで腱を触れにいく．

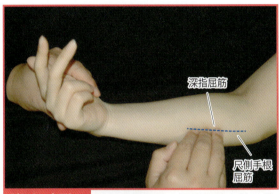

Clinical Tips 尺側手根屈筋の深指屈筋の触り分け movie 2-16

尺側手根屈筋は尺側では深指屈筋と隣接している．筋間を触れる場合は第4・5指のDIP関節の屈曲運動と尺側手根屈筋の収縮を交互に行う．前腕近位で尺側手根屈筋の収縮に触れ，その後方で収縮する深指屈筋の筋間に触れる．

11　浅指屈筋の位置の確認

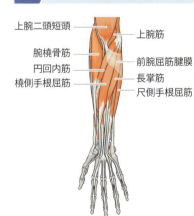
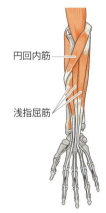

円回内筋の表層は橈側手根屈筋，長掌筋が覆っている．これらの深層で上腕骨内側上顆から橈骨尺骨まで幅広く覆っている浅指屈筋が見える．

12 浅指屈筋の触診 movie 2-17 movie 2-18

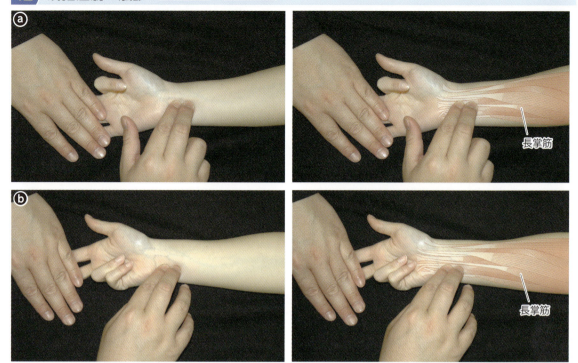

第2指の浅指屈筋腱は長掌筋の橈側（a）で，第4・5指の浅指屈筋腱は尺側（b）で触れることができる．
a）第2指の場合
長掌筋腱を確認し，その橈側に指を当て，第3～5指を固定する．第2指のPIP関節屈曲運動を行わせ，腱に触れて橈骨に向かい筋腹を追っていく．
b）第4・5指の場合
長掌筋腱を確認し，その尺側に指を当て，第2・3指を固定する．第4・5指のPIP関節屈曲運動を行わせ上腕骨内側上顆に向かい筋腹を追っていく．

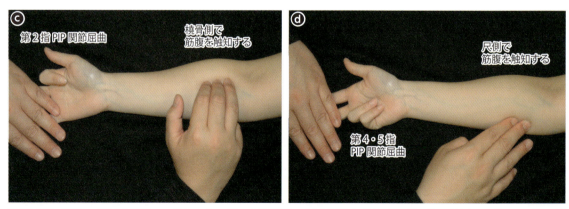

浅指屈筋の近位の筋腹は幅広い．触知したい指のPIP関節の屈曲運動を行わせ，第2指は橈側で，第4・5指は尺側で収縮時に膨隆する筋腹を触知する．

13 深指屈筋の位置の確認

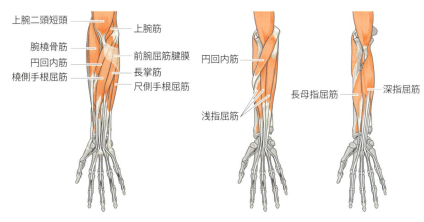

深指屈筋は浅指屈筋および尺側手根屈筋の深層で，前腕の中央から尺側に位置する．

14 深指屈筋の触診 movie 2-19 movie 2-20

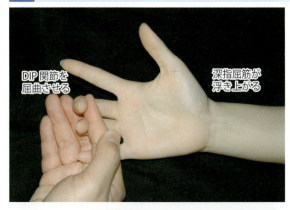

第3～5指の中節骨を把持し，DIP関節の屈曲させると，浮き上がってくる深指屈筋腱を触知することができる．DIP関節の屈曲に伴う筋収縮を感じ，徐々に尺側に移動する．触れる指は揃えておく．

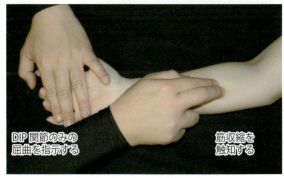

第2～5指まで抵抗を与えてDIP関節のみ屈曲を反復させ，橈側の深指屈筋の筋収縮を触知する．

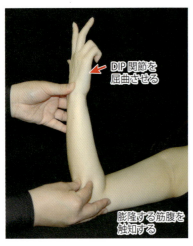

深指屈筋は橈側〜尺側に広がりのある筋であり，尺側が最も触れやすい．第4・5指のDIP関節を屈曲をさせると，尺側で指を押し返すように膨隆してくる深指屈筋の筋腹を触知できる．

5 内側側副靱帯の触診

1 AOLの位置の確認

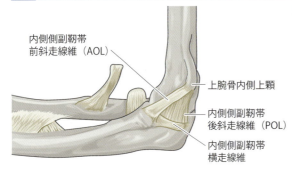

上腕骨内側上顆の触診については，4-2 を参照．

内側側副靱帯前斜走線維（AOL）
上腕骨内側上顆
内側側副靱帯後斜走線維（POL）
内側側副靱帯横走線維

2 AOLの触診 movie 2-21

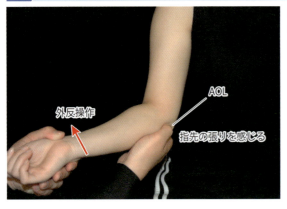

上腕骨内側上顆から1横指遠位に指を当て，もう一方の手で被検者の前腕遠位を把持して外反操作を加える．外反操作に伴い内側側副靱帯が緊張するのが分かる．

3 AOLのエコー画像

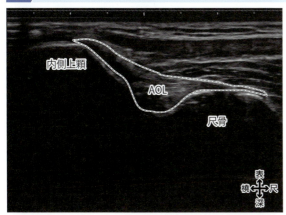

AOL中央は付着部と比較し厚みがある．触れるときはこの部分を意識すると触知しやすい．

Clinical Tips　AOLのストレステスト
movie 2-22

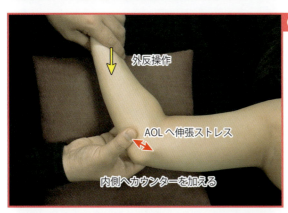

背臥位肩関節外旋，肘関節屈曲位とし，検者の右手は上腕外側遠位端を把持し内側へ押し上げるようカウンターを加える．左手は前腕遠位で外反操作を加えAOLへの伸張ストレスを与え疼痛の有無や不安定性を確認する．圧痛検査の際には上腕骨内側上顆下端を狙う．内側側副靭帯付着部は奥行きがあることを意識する．下端の圧痛を確認したら範囲を広げ全体の圧痛を確認する．

Clinical Tips　AOLの圧痛検査
movie 2-23

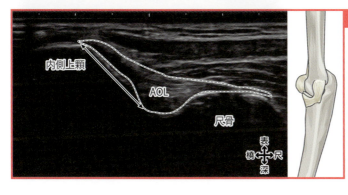

AOLでの圧痛を確認する場合は実質部ではなく，上腕骨内側上顆の下端を重点的に検査する．下端部分は奥行きがあるので，この幅を意識して圧痛所見を確認することが重要である．

文献

1）田中　矢，他：上腕骨外側上顆炎における手関節背屈時の筋動態の変化：超音波検査装置を用いた滑走性評価．日本整形外科超音波学会会誌，28：114-119，2016
2）大歳憲一，他：肘関節の内側構造．MB Orthopaedics, 28（7）：19-25, 2015

Part 2 肘関節

2 肘関節外側面
lateral side of elbow joint

森田竜治

目標

どういう場合に触れるのか？
❶ 肘関節外側部痛を訴えるとき

❷ 前腕回内外制限があるとき

何ができればいいのか？
→ 肘関節外側筋の評価
　腕橈関節の評価

→ 上橈尺関節の評価

1 肘関節外側面の解剖学

① 骨（図1）

- 上腕骨外側上顆：上腕骨遠位で，外側に突出している骨隆起を指す．
- 橈骨頭：橈骨近位端にある膨らんだ腕橈関節の関節面を構成する．
- 上橈尺関節：橈骨頭と尺骨・橈骨切痕で構成される関節．

② 筋（図2）

筋名	起始	停止	神経支配	作用
腕橈骨筋 brachioradialis	上腕骨外側顆上稜近位	橈骨茎状突起	橈骨神経	回内位から90°までの回外 回外位から90°までの回内
長橈側手根伸筋 extensor carpi radialis longus	上腕骨外側顆上稜近位で腕橈骨筋の遠位	第2中手骨底		手関節背屈
短橈側手根伸筋 extensor carpi radialis brevis	上腕骨外側上顆，外側側副靱帯，橈骨輪状靱帯	第3中手骨底		手関節背屈
総指伸筋 extensor digitorum communis	上腕骨外側上顆，橈骨輪状靱帯	第2〜5指の中手骨底背側		MP関節伸展
回外筋 supinator	上腕骨外側上顆，尺骨回外筋稜，外側側副靱帯，橈骨輪状靱帯	橈骨上部		前腕の回外，肘関節の伸展

2 肘関節外側面の触診の目標

① 肘関節外側筋の評価と治療のための触診

　腕橈骨筋はそれ自体が治療対象となることは少ない．しかしながら，上腕筋・長橈側手根伸筋・円回内筋といった臨床上重要な筋と隣接しているため，**腕橈骨筋と他の筋の位置関係の理解**や，**個別に触れられる技術**は隣接する筋との区別を明確にするうえで重要である．

　肘関節外側面の疼痛で臨床上よく経験するのは，上腕骨外側上顆炎である．上腕骨外側上顆炎とは，上腕骨外側上顆に付着する手関節背屈筋群の付着部炎や腕橈関節の病変のことである．一般的にはテニスプレーヤーに多い病変のためテニス肘といわれるが，パソコン作業や家事動作などでも発症する．手関節背屈の慢性的あるいは反復した衝撃に伴い，短橈側手根伸筋や総指伸筋

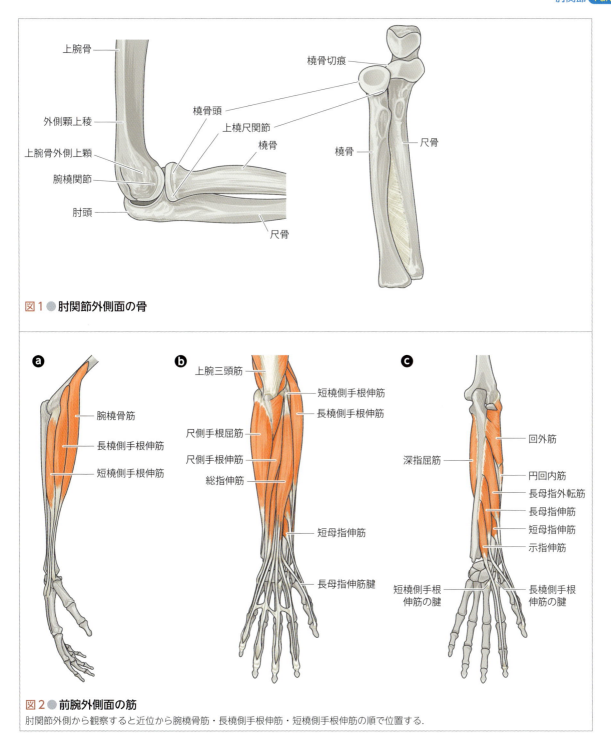

図1 ● 肘関節外側面の骨

図2 ● 前腕外側面の筋
肘関節外側から観察すると近位から腕橈骨筋・長橈側手根伸筋・短橈側手根伸筋の順で位置する．

　起始部に伸張ストレスが生じ発症する．特に短橈側手根伸筋がトリガーとなることが多く，田中らは，総指伸筋と短橈側手根伸筋のエコー動態に着目し，上腕骨外側上顆炎患者と健常者では背屈時の筋動態に有意な差があると報告している[1]．これらの筋を治療対象とする場合，**まずは確実に個別の筋を触診できる**技術が必要である．

②腕橈関節の評価と治療のための触診

腕橈関節は上腕骨小頭と橈骨頭窩で構成される関節である（Part2-1 図1参照）．形態上は球関節であるが，主に屈伸と回旋運動を行う．腕橈関節の適合性を高めるために滑膜ヒダが存在しているが，難治性の上腕骨外側上顆炎では滑膜ヒダが原因となることがある．滑膜ヒダを直接触知することは困難だが，エコーでは短頭側手根伸筋の収縮に伴い滑膜ヒダが橈骨頭から引き上げられる動態が観察できる[2]．肘関節外側の痛みを詳細に評価する際，関節内に問題があるのか筋の付着部に問題があるのかを判別するために，**短橈側手根伸筋の起始部か腕橈関節裂隙かを分けて触れる技術**が必要となってくる．また野球肘では，上腕骨小頭の関節軟骨の一部が軟骨下骨とともに剥がれる離断性骨軟骨炎という病態がある．これらの保存療法や術後の評価や運動療法を行うにあたり**同部位の正確な触診技術**が必要になる．

③上橈尺関節の評価と治療のための触診

前腕回内外は上橈尺関節と下橈尺関節による運動である．前腕を回内すると橈骨は尺骨橈骨切根上を回転しながら側方に移動する（図3）．この運動を制動するのは橈骨輪状靭帯や外側側副靭帯であるが，前腕近位の外傷後，特に橈骨頭骨折後では**橈骨輪状靭帯の腫脹や伸張性の低下による回内制限**が顕著に表れることがある．これらの問題点を解決するには上橈尺関節や橈骨輪状靭帯の触診技術が必要になる．また，臨床現場で腱板損傷や手関節や手指の腱鞘炎の患者で明らかな既往歴無く前腕回内外制限を有している症例がある．これらの症例では上橈尺関節の可動性が低下しているケースは少なくない．潜在的な前腕回内外の制限は**近隣関節への慢性的な力学的ストレスを与える可能性があり，確実な触診・評価する技術が必要**となる．

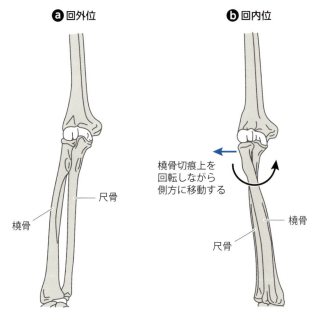

図3●前腕回内外による橈骨と尺骨の動き

3 肘関節外側筋の触診と評価

1 肘関節外側筋の外観

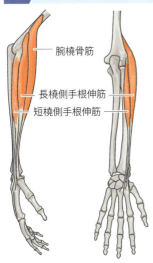

腕橈骨筋
長橈側手根伸筋
短橈側手根伸筋

2 上腕骨外側上顆・外側顆上稜の位置の確認

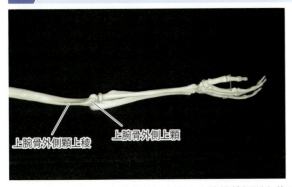

肘関節外側近位に，上腕骨外側上顆と上腕骨外側顆上稜が位置する．

3 上腕骨外側上顆の触診 movie 2-24

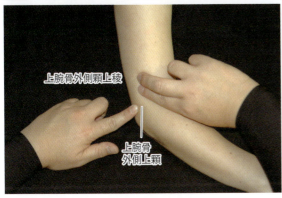
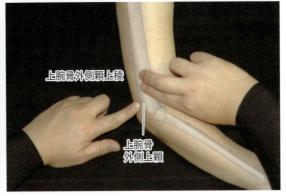

上腕骨外側上顆は，上腕骨内側上顆と同様，上腕骨遠位外側から指を下ろしていった際に骨の突起物として触れる．内側ほど突出はしていない．

4 腕橈骨筋の位置の確認

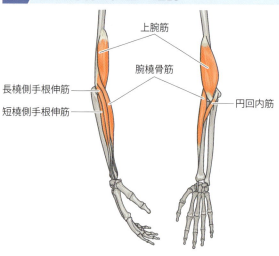

腕橈骨筋を外側面から観察すると上腕部では屈側で上腕筋と隣接し，伸側で長橈側手根伸筋と隣接する．前腕部前面では円回内筋の停止部を覆うように隣接している．

5 腕橈骨筋の触診 movie 2-25

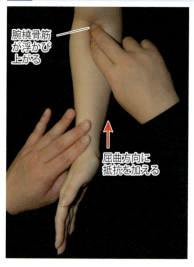

手関節から遠位に抵抗を加え肘関節を屈曲させると，腕橈骨筋と長橈側手根伸筋が収縮する．腕橈骨筋と長橈側手根伸筋を同時収縮させた筋腹の幅を確認する．橈骨茎状突起に指を当て抵抗を加えると，先ほどより小さい幅の腕橈骨筋筋腹が分かる．

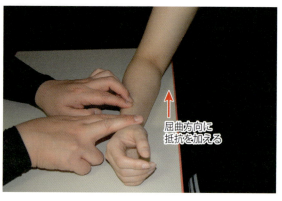

橈骨に付着する腱を触診するときは，前腕屈筋腱のようなコロコロとしてものではなく，平べったく張りのあるものをイメージしながら触れると分かりやすい．

6 長橈側手根伸筋の位置の確認

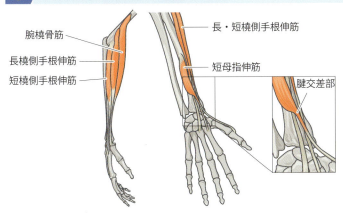

外側面から観察すると長橈側手根伸筋は前方で腕橈骨筋と隣接し，後方で短橈側手根伸筋と隣接する．遠位部では短橈側手根伸筋腱と共に短母指伸筋の深層を通過する．

7 長橈側手根伸筋の触診 movie 2-25

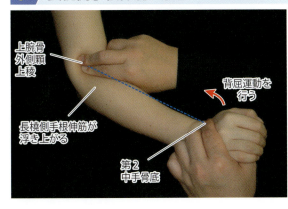

前腕を回内し第2中手骨に触れ近位に追うと，ポコッと膨らむ中手骨底がある．第2中手骨底と上腕骨外側顆上稜を最短で結ぶ運動を行う．遠位から筋腹を追うと腕橈骨筋よりも幅が広い長橈側手根伸筋の筋腹に触れることができる．

8 短橈側手根伸筋の位置の確認

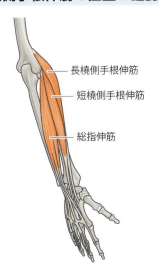

後外側面から観察すると短橈側手根伸筋は前方で長橈側手根伸筋と隣接し，後方で総指伸筋隣接する．

9 短橈側手根伸筋の触診 movie 2-26

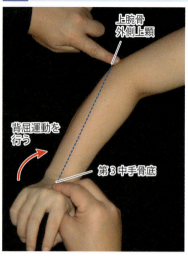

第3中手骨底と上腕骨外側上顆を結んだ直線に沿って手の背屈運動を行う．運動に伴い腱が触れられるので，近位へ追っていく．長橈側手根伸筋の尺側で短橈側手根伸筋に触れる．

10 総指伸筋の位置の確認

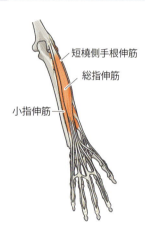

後外側面から観察すると総指伸筋は幅広い筋腹で，橈側で短橈側手根伸筋と隣接し，尺側で小指伸筋と隣接する．総指伸筋の深層には長母指伸筋，短母指伸筋，長母指外転筋，示指伸筋がある．

11 総指伸筋の触診 movie 2-27

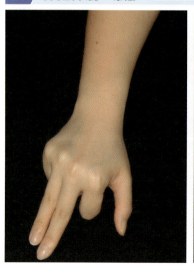 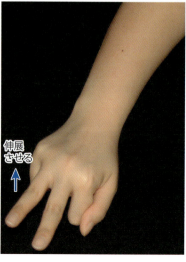

総指伸筋の触診の開始肢位は小指伸筋や示指伸筋を抑制するため，第2・5指屈曲位から，第3・4指の伸展運動を行う．

12 総指伸筋の触診 movie 2-27

ⓐ 橈側

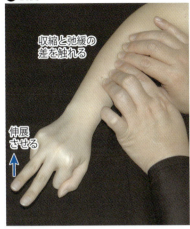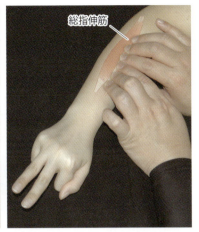

ⓑ 尺側

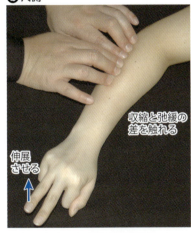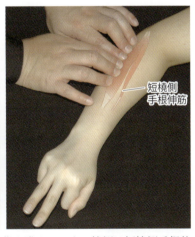

総指伸筋腱を上腕骨外側上顆に向かい指を進めていく．橈側は短橈側手根伸筋と，尺側は尺側手根伸筋と隣接している．
筋間を丁寧に触れ，収縮と弛緩の差を確認しつつ近位へとすすめていく．

13 総指伸筋と短橈側手根伸筋の収縮動態 movie 2-28

ⓐ 手関節中間位　　　　　　　　　ⓑ 手関節自動背屈

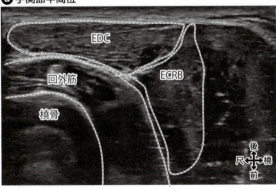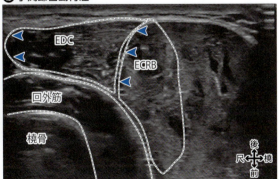

前腕長の近位20％の位置で観察すると，手関節の自動背屈に伴い，総指伸筋（EDC）と短橈側手根伸筋（ECRB）の筋腹は尺側に移動する（▶）．

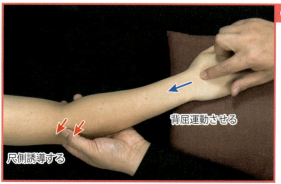

Clinical Tips 総指伸筋と短橈側手根伸筋の収縮誘導 movie 2-29

総指伸筋の筋収縮を誘導するときは手指の伸展と手関節背屈に伴い筋腹を尺側に誘導し，短橈側手根伸筋の筋収縮を誘導するときは手指に伸展させず，手関節の背屈に伴い筋腹を尺側に誘導する．

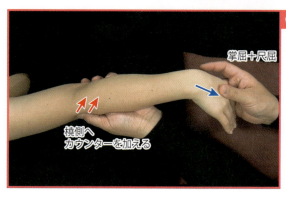

Clinical Tips 短橈側手根伸筋のストレッチング movie 2-30

上腕骨外側上顆と第2中手骨底を結ぶラインをイメージする．短橈側手根伸筋の近位部に橈側方向のカウンターを加え，遠位部は手関節を掌屈・尺屈方向に操作しストレッチングを加える．

4 腕橈関節の評価

1 橈骨頭・上腕骨小頭の位置の確認

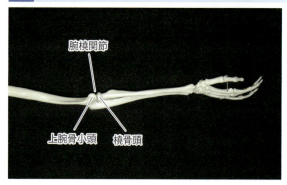

腕橈関節の近位は上腕骨小頭，遠位に橈骨頭が位置する．

肘関節 Part 2

2 橈骨頭・上腕骨小頭の触診 movie 2-31

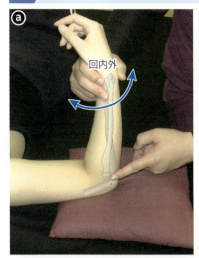
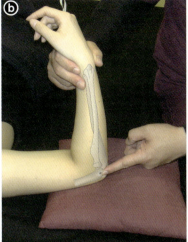
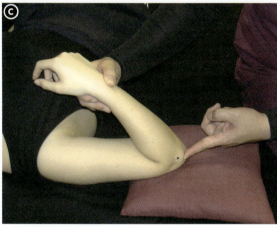
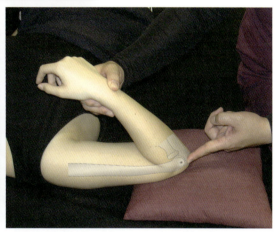

a) 肘関節の外側上顆から1横指遠位に指を当て，他動で前腕回内外を行う．コロコロと指で骨の動きが触れられる部分と動かない部分がある．その間隙が腕橈関節であり，骨が動く方が橈骨頭，動かない方が上腕骨小頭である．
b) 橈骨頭の近位に指をずらし，上腕骨小頭に指を当てる．触れるとツルツルとした軟骨成分の感触がわかる．
c) 肘関節を屈曲位にすることでより前方の小頭に触れることができる．

3 短橈側手根伸筋と滑膜ヒダの動態 movie 2-32

ⓐ 安静時

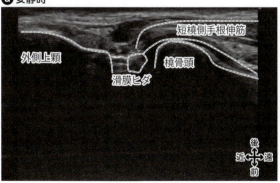

ⓑ 手関節背屈時

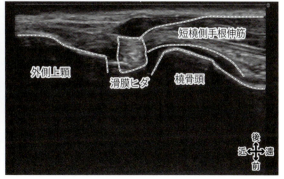

a) 安静時は滑膜ヒダは腕橈関節深部に位置する．
b) 手関節背屈時，短橈側手根伸筋の収縮とともに滑膜ヒダが引き上げられる．

5 上橈尺関節の触診と評価

1 上橈尺関節の位置の確認

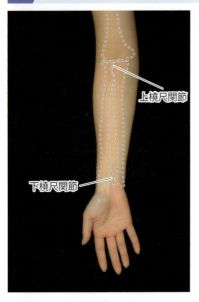

前腕近位部に上橈尺関節，遠位部に下橈尺関節が位置する．上橈尺関節は下橈尺関節と比較し軟部組織が多くやや触れにくい．

2 上橈尺関節の触診 movie 2-33

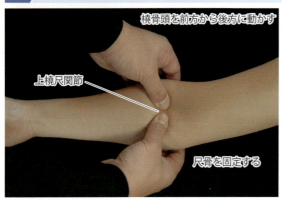

上橈尺関節を触診するためには，前腕外側から橈骨頭を触れたまま，前腕回内外運動をさせて前方へ指を進める．前腕中央で回内外を繰り返し，橈骨頭に触れたまま，橈側に指を進める．尺骨との裂隙を確認したら，尺骨を固定し，橈骨を前方，後方に動かして関節裂隙を触知する．軟部組織が厚いのでぐぐっとゆっくり指を入れる．

3 橈骨輪状靱帯の位置の確認（水平面からの観察）

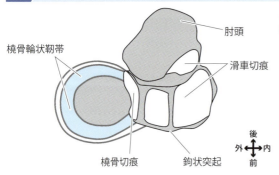

上橈尺関節前方，外側，後方を一周するように橈骨輪状靱帯が位置している．

肘関節 Part 2

4 橈骨輪状靱帯の触診

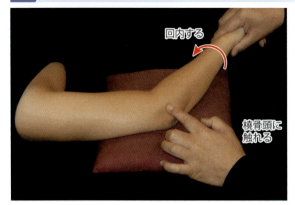

肘関節屈曲位とし，一方の手で橈骨頭を触れ，もう一方の手で前腕を回内する．橈骨頭上でパンと張ってくる橈骨輪状靱帯が触れられる．

5 前腕の回内に伴う橈骨の離開 movie 2-34

ⓐ 前腕中間位

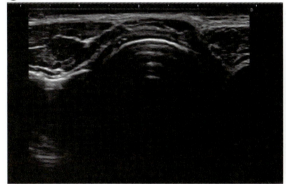
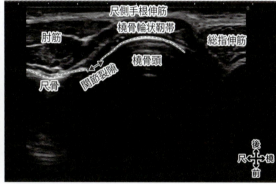

ⓑ 前腕回内位

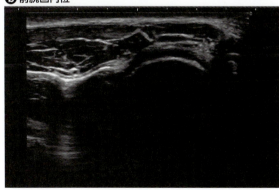
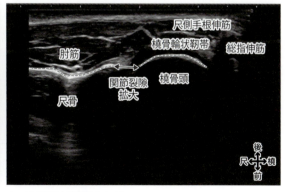

前腕中間位から回内運動に伴い，↔の上橈尺関節が開いている様子が観察される．橈骨頭が尺骨から離開するとき，橈骨輪状靱帯が伸張し制動している．

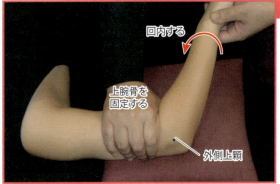

Clinical Tips 橈骨輪状靱帯のストレッチング

肘関節屈曲位とし，一方の手で上腕骨を固定する．もう一方の手で前腕を回内することで橈骨輪状靱帯が伸張される．

■ 文献

1）田中　矢，他：上腕骨外側上顆炎における手関節背屈時の筋動態の変化：超音波検査装置を用いた滑走性評価．日本整形外科超音波学会会誌，28：114-119，2016
2）［運動療法の「なぜ？」がわかる超音波解剖］（工藤慎太郎/編著），医学書院，pp51-58，2014

3 肘関節後面
posterior side of elbow joint

Part 2 肘関節

森田竜治

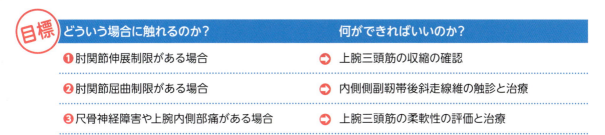

目標	どういう場合に触れるのか？	何ができればいいのか？
	❶ 肘関節伸展制限がある場合	➡ 上腕三頭筋の収縮の確認
	❷ 肘関節屈曲制限がある場合	➡ 内側側副靭帯後斜走線維の触診と治療
	❸ 尺骨神経障害や上腕内側部痛がある場合	➡ 上腕三頭筋の柔軟性の評価と治療

1 肘関節後面の解剖学

① 骨（図1）

- 肘頭：肘関節を90°屈曲したときに明瞭になる骨隆起を指す．
- 肘頭窩（Part 2-1 図4参照）：肘頭がはまり込む上腕骨側のくぼみを指す．

② 筋（図1）

筋名	起始	停止	神経支配	作用
上腕三頭筋長頭 triceps brachii long head	関節下結節	共同腱を介して肘頭	橈骨神経	肩関節，肘関節の伸展
上腕三頭筋外側頭 triceps brachii lateral head	上腕骨近位（橈骨神経溝より近位）			肘関節の伸展
上腕三頭筋内側頭 triceps brachii medial head	上腕骨近位（橈骨神経溝より遠位）			肘関節の伸展

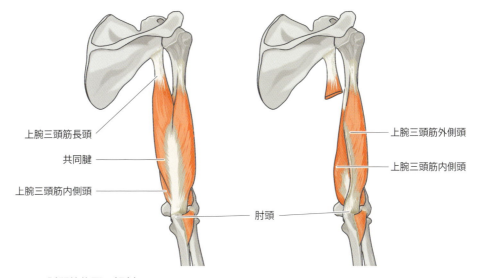

図1 ● 肘関節後面の解剖

③その他

- 肘関節後方脂肪体：上腕三頭筋共同腱の深層にある脂肪組織．関節包と連結している（Part 2-1 図4参照）．
- 内側側副靭帯後斜走線維（POL）：Part 2-1 **1**-③参照．
- 内側二頭筋溝（図2）：上腕筋の内側縁で，上腕筋と上腕三頭筋の間．上腕動脈，正中神経，尺骨神経などが走行する．Struther's arcadeが存在する（図3）．

2 肘関節後面の触診の目標

①上腕三頭筋収縮の確認のための触診

肘関節の伸展可動域制限があるとき，治療ターゲットは上腕筋であることはPart 2-1で述べたが，上腕三頭筋の収縮力の低下により肘関節の自動伸展が制限されることがある．上腕三頭筋は文字通り起始部が三頭に分かれており，遠位で共同腱と合流する．臨床上重要なのは，**上腕三頭筋内側頭**で，三頭のなかで最も深層遠位に位置し肘関節の関節包に付着する．内側頭の収縮が不良な場合，肘関節完全伸展したときに関節包が肘関節後方でインピンジメントを引き起こす可能性がある．肘頭が肘頭窩にしっかりはまり込むまで痛むことなく肘関節の伸展が可能かを評価する必要がある．

②POLの評価と治療に必要な触診

POLは肘関節を屈曲する際に緊張が増加する．肘頭骨折や上腕骨遠位端骨折後に生じる**肘関節屈曲制限において，POLが可動域制限の原因と考えられる症例は多い**．POLによる制限が生じると，肘関節屈曲に伴う外反ストレスに左右差が生じる．また触診すると同部位の圧痛や伸張痛の訴えなどの所見が確認できる．そのため，**屈曲制限に対する評価においてPOLを選択的に触診できる必要がある**．

③上腕三頭筋の柔軟性の評価と治療に必要な触診

尺骨神経の末梢神経障害は通常，肘部管やGuyon管で生じるが，内側二頭筋溝の圧迫により**尺骨神経障害や上腕内側部痛**が生じることがある．内側二頭筋溝内にはStruther's arcadeと呼ば

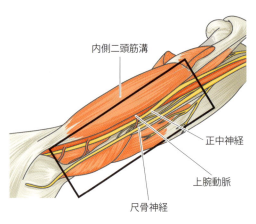

図2 ● 内側二頭筋溝と上腕動脈

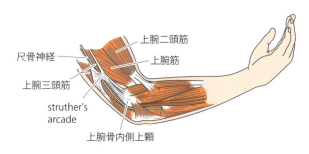

図3 ● Struther's arcade

肘関節 Part 2

れる腱膜性の狭いトンネルが存在する．上腕三頭筋に沿って遠位に走行する尺骨神経がこのトンネルを通過するため絞扼されやすい部位と考えられる．

また，上腕筋や上腕三頭筋内側頭による血管や神経の絞扼は下記のような要因で生じる．

- 内側頭は筋線維成分が肘関節付近まで存在しているため，肘関節を屈曲した際，上腕骨内外側顆上稜のレベルで共同腱に圧迫され，側方へ移動する．内側頭が肥厚すると屈曲時に前方への圧迫力が強まることにより生じる[1]．
- 屈曲等尺性収縮により上腕動脈が後方へ圧迫力をうける[2]．

先述した上腕筋の柔軟性の評価に加え，**上腕三頭筋内側頭の柔軟性の評価や治療に触診が必要**になる．

3 上腕三頭筋の収縮の確認

1 上腕三頭筋の外観

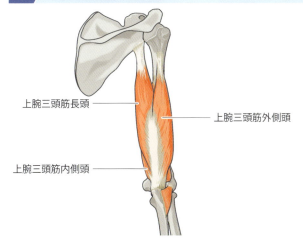

2 肘頭の位置の確認

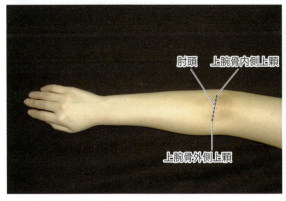
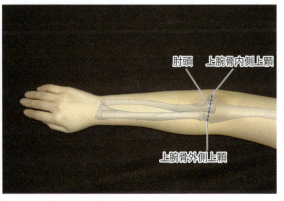

肘頭は肘関節伸展位では上腕骨内側上顆と上腕骨外側上顆を結んだ線上に位置する．

3 肘頭窩の位置の確認

ⓐ 屈曲位

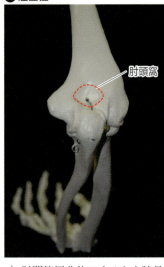

ⓑ 伸展位

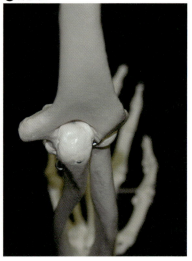

a）肘関節屈曲位にすると上腕骨内側上顆と上腕骨外側上顆の間にくぼんだ肘頭窩がある．
b）伸展位にすると肘頭が肘頭窩のくぼみにしっかりはまり込んで骨性に安定する．

4 肘頭の触診 movie 2-35

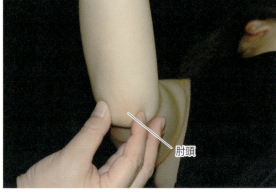

肘関節90°屈曲位とする．前腕近位で突出した骨隆起が肘頭である．上腕骨内側上顆・外側上顆と間違えないように側方から把持して肘頭の幅を確認する．

肘関節 Part 2

5 肘頭窩の触診 movie 2-35

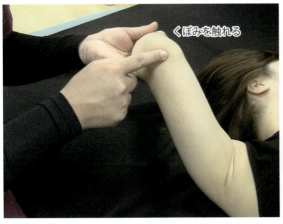
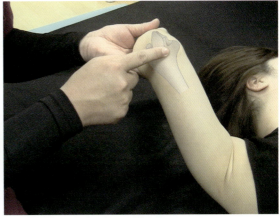

肘関節を屈曲位とし，上腕骨内側上顆・外側上顆の同一線上にあるくぼみを触れる．肘関節を伸展すると肘頭が肘頭窩にはまり込む．

6 上腕三頭筋共同腱と後方脂肪体の位置の確認

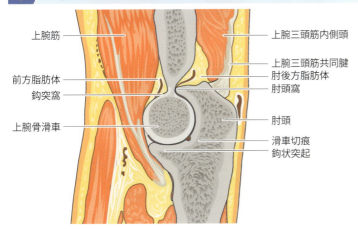

肘関節を屈曲位とし，内外側上顆の同一線上にあるくぼみを触れる．肘関節後方の上腕三頭筋内側頭の深層に肘関節後方脂肪体が存在する．上腕三頭筋共同腱は肘頭に付着するが，この深層には内側頭の筋膜と脂肪体がある．

7 上腕三頭筋の触診

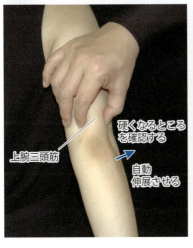
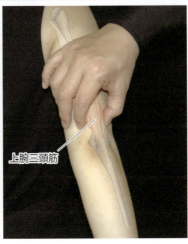

肩関節軽度伸展位，肘関節軽度屈曲位で肘頭を触れておく．
肘関節を自動伸展させ，上腕三頭筋の共同腱がグッと硬くなるところを触診する．

87

8 後方脂肪体の誘導 movie 2-36

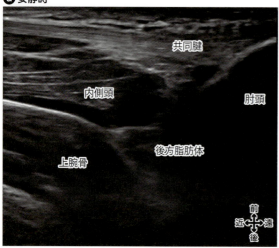
ⓐ 安静時

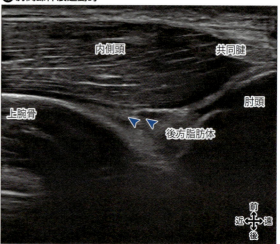
ⓑ 肘関節伸展運動時

肘関節伸展反復運動により肘関節を伸展させると脂肪体が肘頭窩から押し出されるように近位に移動する様子がわかる．

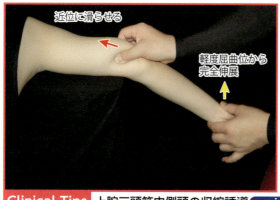

Clinical Tips 上腕三頭筋内側頭の収縮誘導 movie 2-37

上腕三頭筋内側頭を内外側から把持したまま，肘関節完全伸展運動を行う．上腕三頭筋内側頭を近位に滑らせることで収縮を誘導する．

9 上腕三頭筋外側頭の位置の確認

上腕三頭筋外側頭は上腕骨後面外側を覆う．上腕中央部では外側頭の内側に長頭，前方は上腕筋が隣接する．

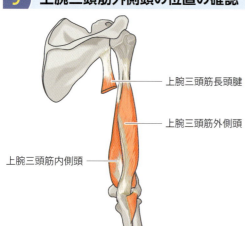

肘関節 Part 2

10 上腕三頭筋外側頭の触診 movie 2-38

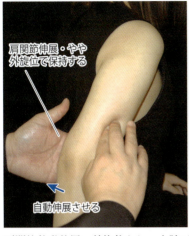
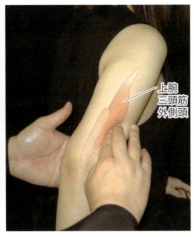

肩関節他動伸展・外旋位とし，上腕三頭筋長頭の作用を抑制する．肘関節のみの自動伸展をさせ，共同腱を触れたまま指を外側に進めるとグッと収縮する上腕三頭筋外側頭が触れられる．上腕近位部まで外側頭の筋収縮を進め上腕後方に指をあて停止部を触れる．

11 上腕三頭筋内側頭の位置の確認

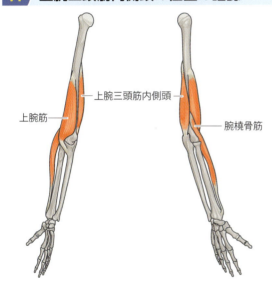

上腕三頭筋内側頭は外側頭と長頭の深層に位置する．上腕三頭筋内側頭遠位の前方内側には上腕筋が，前方外側には腕橈骨筋が位置する．

12 上腕三頭筋内側頭の触診① movie 2-39

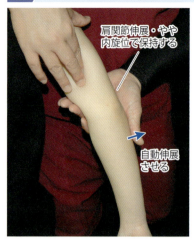

肩関節他動伸展・内旋位とし，上腕三頭筋長頭の作用を抑制する．上腕内側遠位に指を当て肘関節のみの自動伸展をさせると，グッと収縮する上腕三頭筋内側頭が触れられる．
筋収縮を追っていくと，上腕三頭筋外側頭よりも遠位に停止部があるので丁寧に触れる．

13 上腕三頭筋内側頭の触診②

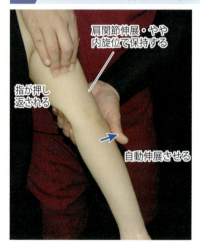

上腕三頭筋内側頭を近位まで追っていったら，指をやや内側から後方へとずらし，上腕三頭筋内側頭の起始部を触れる．深層で指が押し返される感じを触知する．

14 橈骨神経溝の触診

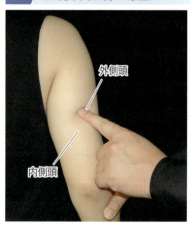

上腕三頭筋内側頭の起始部を触れたらそのすぐ近位に少し指をずらす．少し指を奥に入れ上下させると深層でコロコロした橈骨神経を触れる．
指は奥に入れるが，強く触ると被検者が不快に感じることがあるため注意する．
橈骨神経溝を境に近位で上腕三頭筋外側頭，遠位で上腕三頭筋内側頭を触り分けられる．

4 POLの評価と治療に必要な触診

1 POLの外観

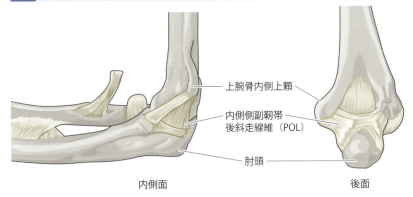

内側面　　　　　　　後面

上腕骨内側上顆の触診は Part 2-1 4 – 2 を参照．

2 POLの位置の確認

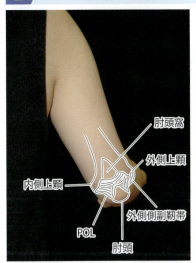

肘関節を屈曲位にすると肘関節後方内側にPOLが確認できる．

3 POLの触診　movie 2-40

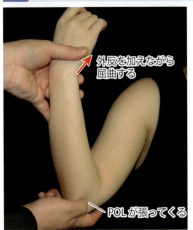

上腕骨内側上顆1横指後方に指を当て，外反を加えながら肘関節を120°程度屈曲をしていくとパンと張ってくるPOLを触知できる．

4 POLのストレッチング movie 2-41

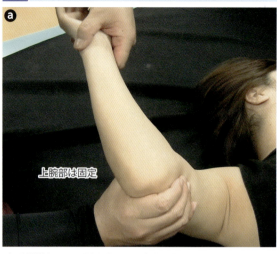
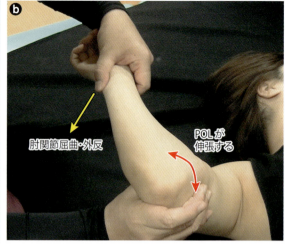

a) 肘関節を90°屈曲位とし前腕遠位と上腕遠位を把持し，上腕部は固定する．
b) 肘関節を外反しながら屈曲させることでPOLが伸張する．外反の量と，屈曲の量を調整しながら最も伸張させるところを探す．

5 上腕三頭筋の柔軟性の評価と治療に必要な触診

1 上腕三頭筋の外観

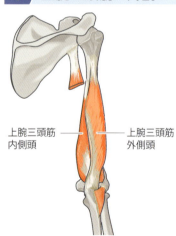

上腕三頭筋内側頭の触診については 3 - 12 ， 13 参照．

2 肘関節屈曲時の上腕三頭筋内側頭の動態 movie 2-42

ⓐ 肘関節伸展位

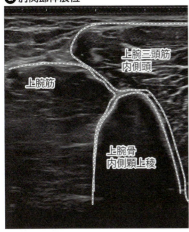

ⓑ 肘関節90°屈曲位

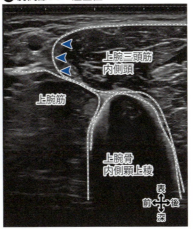

上腕骨内側顆上稜のレベルで上腕三頭筋内側頭を観察すると，肘関節90°屈曲位では後方から前方へ移動していることが確認できる．

3 内側二頭筋溝レベルでの上腕動脈の触診 movie 2-43

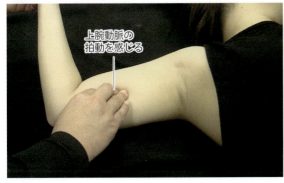
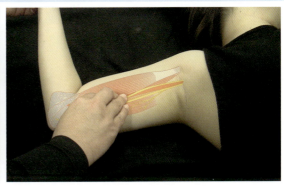

上腕骨内側顆上稜を触れそのまま近位へ指を進める．前腕回内を伴う屈曲運動で上腕筋の収縮を誘導し，筋腹の縁を触れる．肘関節伸展運動で上腕三頭筋内側頭の収縮を誘導し，筋腹の縁を触れる．上腕中央部で上腕筋と上腕三頭筋内側頭の筋間が触れる場所が内側二頭筋溝であり，この位置で上腕動脈の拍動を感じる．

4 上腕動脈の動態 movie 2-44

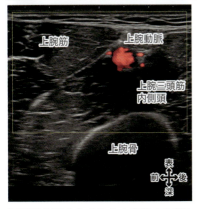

肘関節を屈曲させると上腕筋の収縮に伴い上腕動脈が深層に移動する様子が観察される．

5 上腕三頭筋の柔軟性の評価 movie 2-45

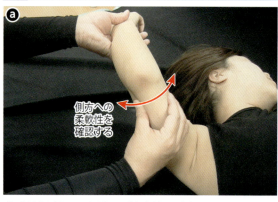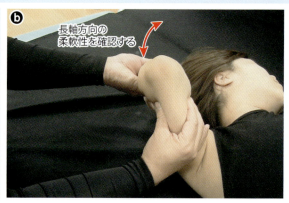

a）肘頭を触れ，上腕三頭筋内外側頭全体をイメージする．上腕遠位部で上腕三頭筋内側頭を両側から把持し，側方への柔軟性を遠位から近位まで確認する．
b）上腕三頭筋内側頭を把持したまま肘関節を屈曲させ長軸方向の柔軟性を確認する．

6 上腕三頭筋のストレッチング movie 2-46

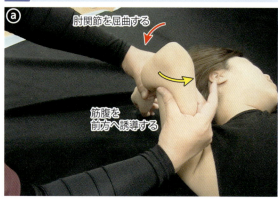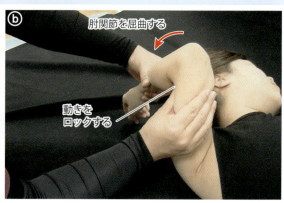

a）肘頭を触れ，上腕三頭筋内側頭全体をイメージする．上腕三頭筋内側頭を把持し，肘関節の屈曲に伴い前方へ筋腹を誘導する．
b）上腕三頭筋内側頭を把持し，前方への移動をロックし，肘関節屈曲させる．上腕三頭筋内側頭の内側成分をより伸張させる．

■ 文献

1）森田竜治，他：超音波画像診断装置を用いた上腕三頭筋内側頭の観察．東海北陸理学療法学術大会誌，26：37．2010
2）［運動療法の「なぜ？」がわかる超音波解剖］（工藤慎太郎／編著），医学書院，pp51-58，2014

Part 3 手関節, 手

1 手関節
wrist joint

森田竜治

目標 どういう場合に触れるのか？	何ができればいいのか？
❶ 手関節可動域制限がある場合	➡ 橈骨手根関節，手根中央関節の触診と評価
❷ 手関節尺側部痛がある場合	➡ TFCCの触診と評価
❸ 前腕回内外制限がある場合	➡ 下橈尺関節の評価
❹ 手関節遠位背側の痛みがある場合	➡ リスター結節・長母指伸筋腱の触診
❺ 手関節遠位橈側の痛みがある場合	➡ 短母指伸筋と長母指外転筋の評価

1 手関節の解剖学

① 骨（図1）

Ⓐ 橈骨遠位端

橈骨茎状突起，リスター結節がある．

- **橈骨茎状突起**：橈骨遠位端外側に位置する骨突起を指す．
- **リスター結節**：橈骨遠位背側に位置する骨隆起を指す．尺側に長母指伸筋腱が通過する．

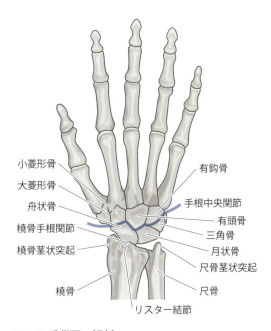

図1 ● 手背面の解剖

❸ 手根骨

中手骨底と橈骨遠位端の間にあり，8つの骨で構成される．近位列と遠位列に分かれる．

- 近位列
    - ▶舟状骨：橈骨，月状骨と隣接し橈側に位置する．
    - ▶月状骨：橈骨，舟状骨，三角骨に挟まれている．
    - ▶三角骨：橈骨，月状骨と隣接し，尺側に位置する．
    - ▶豆状骨：三角骨の掌尺側に位置する．手背面からは見えない．
- 遠位列
    - ▶大菱形骨：舟状骨，小菱形骨，第1中手骨底と隣接する．
    - ▶小菱形骨：舟状骨，大菱形骨，有頭骨，第2中手骨底と隣接する．
    - ▶有頭骨：舟状骨，月状骨，小菱形骨，有鈎骨，第3中手骨底に挟まれている．
    - ▶有鈎骨：月状骨，三角骨，第4・5中手骨底に隣接する．

❸ 下橈尺関節

橈骨遠位の尺骨切痕と尺骨頭で構成される．上橈尺関節とともに前腕の回内・回外運動を可能にする（図2）．

② 筋（図3）

筋名	起始	停止	神経支配	作用
長母指伸筋 extensor pollicis longus	尺骨骨幹背側	第1末節骨底背側	橈骨神経	第1指IP関節の伸展
短母指伸筋 extensor pollicis brevis	橈骨骨幹背側遠位，前腕骨幹膜	第1基節骨底背側	橈骨神経	第1指MP関節の伸展
長母指外転筋 abductor pollicis longus	尺骨骨幹背側（回外筋稜の遠位で，長母指伸筋の近位），前腕骨幹膜，橈骨骨幹背側	第1中手骨底掌側	橈骨神経	第1指CM関節掌側外転，手関節掌屈・橈屈

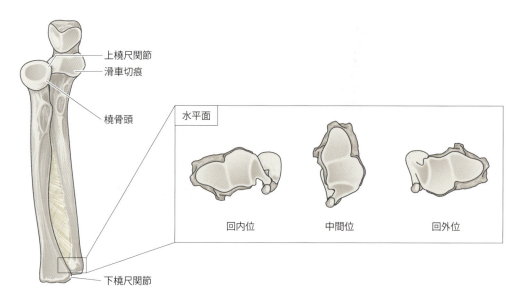

図2 ● 下橈尺関節

③ 靱帯，その他

- 三角線維軟骨複合体（TFCC：triangular fibrocartilage complex，図4）：手関節尺側の安定化と軸圧の緩衝に寄与する．線維軟骨や靱帯組織で構成される．

2 手関節の触診の目標

① 橈骨手根関節，手根中央関節の評価と治療のための触診

　手関節の可動域制限は，橈骨遠位端骨折後の運動療法をすることがあるセラピストならしばしば経験する．また，注意深くみていくと腱板断裂の術後や肘関節の外傷に伴うギプス固定除去後なども手関節可動域制限や手関節の痛みを呈しているケースは少なくない．橈骨と近位手根骨で構成される**橈骨手根関節は可動域制限の一因となりやすい**．また近位手根列と遠位手根列で構成される**手根中央関節も可動域制限の一因となる**．手根骨は一つひとつは小さな骨であり触診が困難な印象はあると思うが，比較的分かりやすいランドマークから触診を始める．

　手関節の可動域制限に対する運動療法に，ダーツスロー運動やリバースダーツスロー運動がある[1, 2]．ダーツスロー運動は手根中央関節，リバースダーツスローは橈骨手根関節が主となって行われる．手関節の可動域制限が橈骨手根関節にあるのか，手根中央関節にあるのかを数値化して特定することは難しい．そこで，触診に加え，実際に他動的にダーツスロー運動やリバースダーツスロー運動を行い，可動域の評価を行う．

② 三角線維軟骨複合体（TFCC）の評価と治療のための触診

　TFCCは橈骨，月状骨，三角骨尺側の間に存在し，三角線維軟骨（TFC），橈尺靱帯，メニスカス類似体，尺骨月状骨靱帯，尺骨三角骨靱帯で構成される[3]（図5）．明らかなTFCC損傷がある

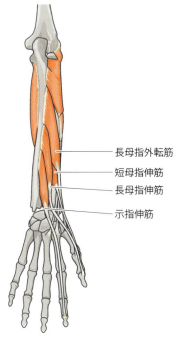

図3 ● 前腕背側深層の筋

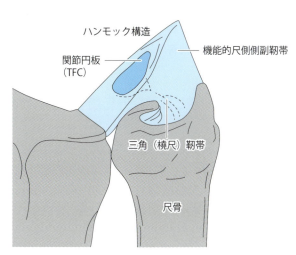

図4 ● TFCC

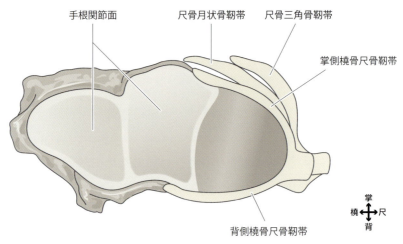

図5 ● 下橈尺関節の靱帯

場合，TFCC自体に運動療法を適応することは少ない．一方で，明らかな外傷やエピソードはないが**前腕遠位～手関節尺側の違和感や痛み**を訴える例ではTFCCへの力学的ストレスが生じている可能性がある．いずれにおいてもTFCCへの力学的ストレスを緩和する運動療法が必要になってくる．その効果を確認するために**TFCCを触診にて評価をする必要がある**．

③ 下橈尺関節の評価と治療のための触診

下橈尺関節は，橈骨遠位の尺骨切痕と尺骨頭で構成される．上橈尺関節とともに前腕の回内外運動を行う．尺骨頭を固定してその上を橈骨が並進しながら回転するというイメージをもつと運動を理解しやすい．この運動に伴い，掌側背側の橈尺靱帯の緊張が変化する．回内すると背側，回外すると掌側の橈尺靱帯が緊張する．臨床では**回内外の可動域が制限されている場合**と**動きすぎる場合**をいずれも経験する．その際直接的に橈尺靱帯を触れることは困難だが**下橈尺関節の動きの左右差を確認する**必要がある．

④ 長母指伸筋の滑走障害の評価のための触診

橈骨遠位端骨折後の保存療法において，稀ではあるが長母指伸筋腱が断裂し，**手関節遠位背側に痛みを生じる**ケースがある．X線画像でリスター結節部分に骨折線を認める場合や，小骨片がある場合などは特に注意が必要である．評価を行う場合は**リスター結節部での長母指伸筋腱の滑走に伴う礫音や痛みの有無を確認する**必要があるため同部位で確実に触診を行う技術が必要である．

⑤ 短母指伸筋と長母指外転筋の評価のための触診

短母指伸筋と長母指外転筋の腱は手関節レベルで第1区画を走行する．この部位で腱鞘炎をde Quervan（ドゥケルバン）病とよぶ．第1指の運動障害を引き起こし，巧緻動作や家事動作などのADLを阻害する．治療としては装具などによる安静加療やステロイド注射が主流であるが，手術となるケースもある．保存療法や術後に理学療法が行われることもある．疼痛や安静のため不動になった**短母指伸筋や長母指外転筋の柔軟性**や第1区画での**滑走性が低下**している場合，同筋を触診し柔軟性・滑走性の評価治療が必要になるため，確実な触診技術が必要となる．

手関節，手 Part 3

3 橈骨手根関節の触診と評価

1 手根骨の外観

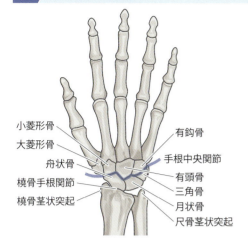

2 橈骨尺骨茎状突起の触診

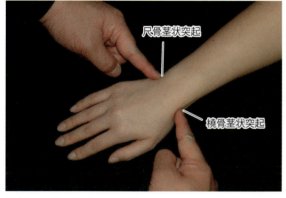

橈骨と尺骨の先端にある茎状突起を触れる．両者は同じ高さではなく，尺骨の方が低い場合が多い．前腕を回内すると同じくらいの高さとなる．

3 手根骨の触診（舟状骨） movie 3-1

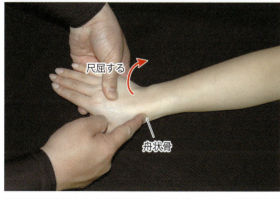
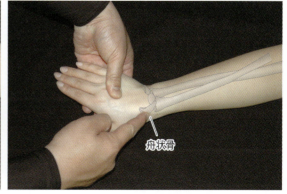

橈骨茎状突起から1横指遠位に指を当てる．手関節を尺屈するとポコッとした舟状骨の骨隆起を触れることができる．

99

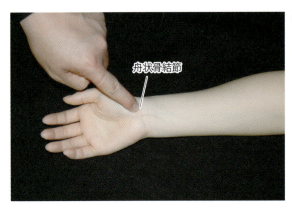

橈側で舟状骨を触れたらそのまま指を掌側にずらす．ゴツッとした骨突起に触れられたらそれが舟状骨結節である．

4 手根骨の触診（月状骨） movie 3-1

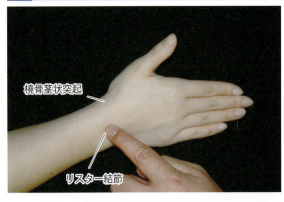

手関節橈側から橈骨茎状突起を触れ，尺側に指を移動させると橈骨遠位でゴリッとした突起に触れる．これがリスター結節である．

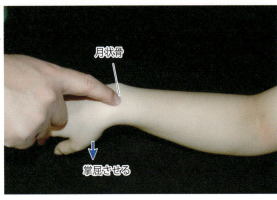

リスター結節を触れ，まっすぐ遠位に指をずらす．手関節を掌屈させると指の下からポコッと骨が盛り上がってくる．
これが月状骨である．

5 手根骨の触診（三角骨） movie 3-1

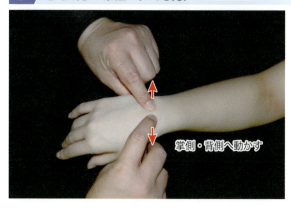

月状骨を触れたまま，もう一方の指を尺側に当てると三角骨が触れられる．両方を把持して月状骨を固定し，三角骨を掌側・背側に動かすと月状骨と三角骨の裂隙を感じることができる．

6 手根骨の触診（大菱形骨） movie 3-1

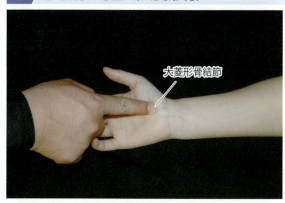

舟状骨結節からほんの少し指を橈側遠位にずらして，指をぐぐっと押し込むと，ゴリッとした骨突起に触れられる．それが大菱形骨結節である．
大菱形骨結節は横手根靱帯の付着部である．

7 手根骨の触診（有鈎骨） movie 3-1

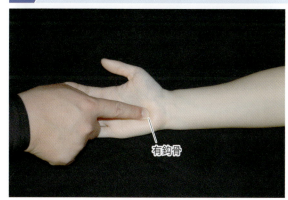

豆状骨を触れる（Part 2-1 **4**-**10** 参照）．そこから第2指に向かって斜め遠位に指を移動させる．少し深く指を入れるとゴリッとした骨突起が触れられる．これが有鈎骨である．有鈎骨は横手根靱帯の付着部である．

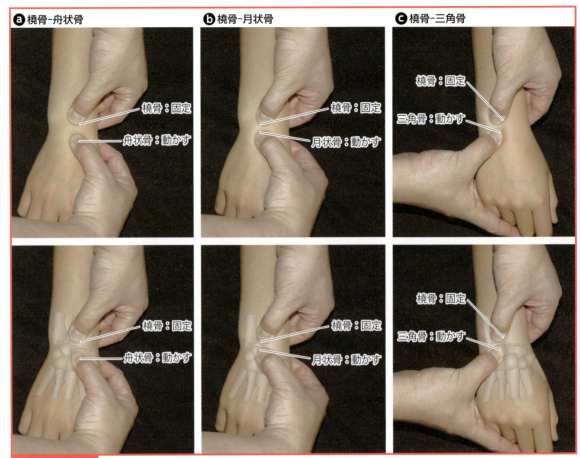

Clinical Tips 橈骨手根関節の触診 movie 3-2

a）一方の手で橈骨，もう一方で舟状骨を把持する．
橈骨は固定し，舟状骨を掌側・背側に動かすことで，関節裂隙を感じることができる．
b）一方の手で橈骨，もう一方で月状骨を把持する．
橈骨は固定し，月状骨掌側・背側に動かすことで，関節裂隙を感じることができる．
c）一方の手で橈骨，もう一方で三角骨を把持する．
橈骨は固定し，三角骨掌側・背側に動かすことで，関節裂隙を感じることができる．
この評価を評価的治療として，掌屈背屈可動域が変化するか確認する場合もある．

手関節，手 Part 3

8 ダーツスロー運動（内側面からの観察） movie 3-3

ⓐ 尺・掌屈　　　ⓑ 中間位　　　ⓒ 橈・背屈

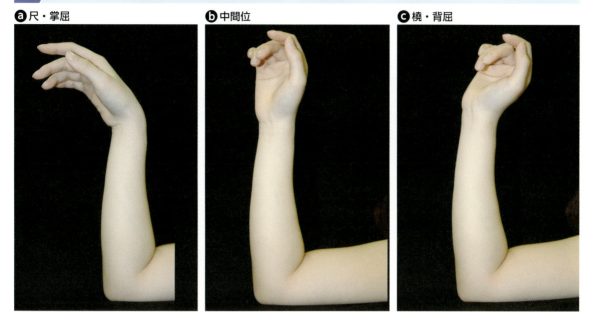

前腕回内45°手関節中間位から手関節橈・背屈，尺・掌屈運動を繰り返す．手根中央関節が中心の運動となる．抵抗なく運動誘導が可能か評価する．

9 リバースダーツスロー運動（内側面からの観察） movie 3-4

ⓐ 橈・掌屈　　　ⓑ 中間位　　　ⓒ 尺・背屈

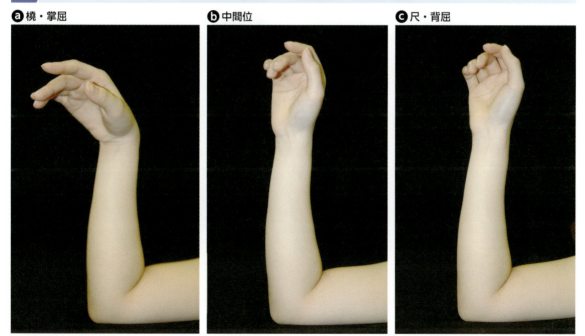

前腕回内45°手関節中間位から手関節尺・背屈，橈・掌屈運動を繰り返す．橈骨手根関節が中心の運動となる．抵抗なく運動誘導が可能か評価する．

4 TFCCの触診と評価

1 TFCCの外観

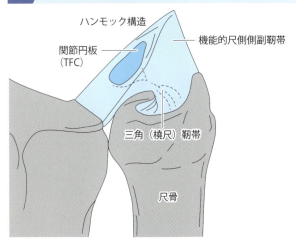

2 TFCCの触診 movie 3-5

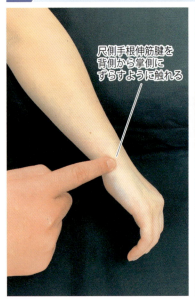

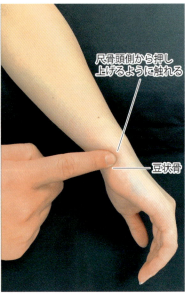

尺側手根伸筋腱を触れる．掌側から背側へ尺側手根伸筋を少しずらしながら尺骨茎状突起と三角骨の間隙を触れTFCCの尺側を触れる．TFCCの掌尺側を触れる場合は尺側手根屈筋腱の尺側を尺骨頭側から触れる．ここに圧痛がある場合はfovea sign陽性とされTFCC損傷が疑われる．

3 TFCCの動態 movie 3-6

ⓐ 手関節中間位

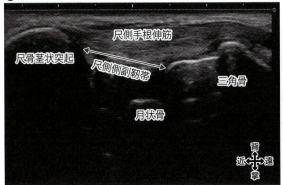

ⓑ 手関節橈屈時

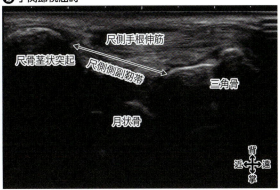

尺側から三角骨と尺骨茎状突起を指標にエコーを当てると，尺側手根伸筋の深層に尺側側副靱帯がある．中間位では尺側側副靱帯は緩んでいるが，橈屈すると伸張される様子が観察される．中間位や尺屈位では尺骨–三角骨間は中間位に戻しても，靱帯がゆるむが，三角骨–尺骨間のスペースは保たれている．橈屈時は尺側手根伸筋や靱帯による安定化機構が作用すると考えられる．

5 下橈尺関節の触診と評価

1 下橈尺関節の外観

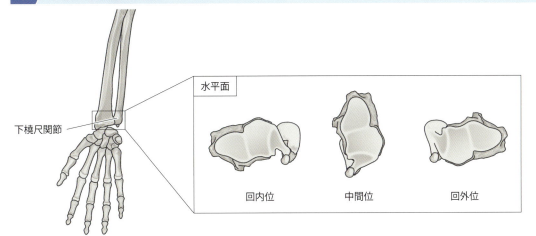

2 下橈尺関節の動態 movie 3-7 movie 3-8

ⓐ 回内位

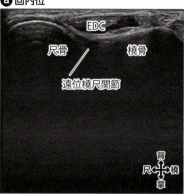

ⓑ 中間位

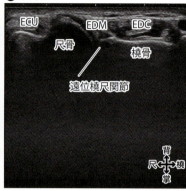

ⓒ 回外位

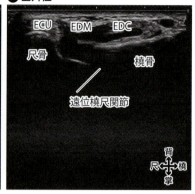

遠位橈尺関節を中心に回内外の動態を観察すると，回内位では尺側手根伸筋は尺側に移動し，遠位橈尺関節を中心に撮像したエコー画面から逸脱する．中間位と回外位では尺骨頭は回転しながら掌側に移動する．尺側手根伸筋は橈側に移動する．
EDC：総指伸筋，ECU：尺側手根伸筋，EDM：固有小指伸筋

3 下橈尺関節の触診 movie 3-9

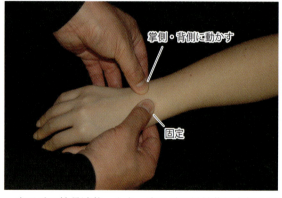

一方の手で橈骨遠位，もう一方の手で尺骨茎状突起を把持する．
橈骨側は固定し，尺骨を掌側・背側に動かすことで下橈尺関節の関節裂隙を感じることができる．

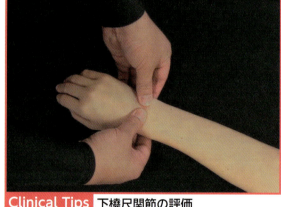

Clinical Tips 下橈尺関節の評価

触診方法と同様に橈骨を固定し尺骨を掌側・背側方向に動かす．クリックや痛みがないか確認する．

4 下橈尺関節の可動性の動態 movie 3-10

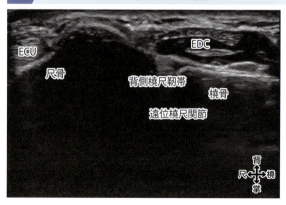

尺骨に対して橈骨を掌側に押し込んでいる動態を観察すると，下橈尺関節の関節裂隙が掌側方向に開き，背側橈尺靱帯が伸張されている様子が観察される．

手関節，手 Part 3

6 長母指伸筋の滑走性の評価

1 長母指伸筋の外観

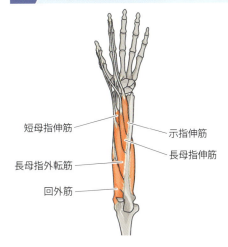

2 長母指伸筋の位置の確認

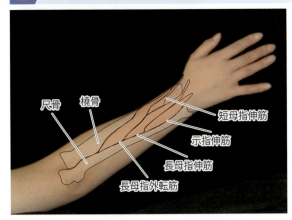

長母指伸筋は総指伸筋，小指伸筋の深層に位置する．起始部では近位で長母指外転筋，遠位で示指伸筋と隣接する．

3 長母指伸筋の触診 movie 3-11

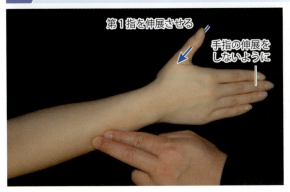

リスター結節（ 3 - 4 参照）を触れる．第1指を伸展させると2本の腱が浮き上がるので，リスター結節遠位で浮き上がった長母指伸筋腱を容易に触れることができる．このとき，第1指以外の手指が伸展しないよう留意する．そこからリスター結節の尺側を通過する長母指伸筋腱を丁寧に触れる．深層の方で硬くなる筋腹を尺骨に向かって追っていく．筋腹は総指伸筋の深層に入り込んでいく．

107

7 短母指伸筋と長母指外転筋の触診と評価

1 短母指伸筋の位置の確認

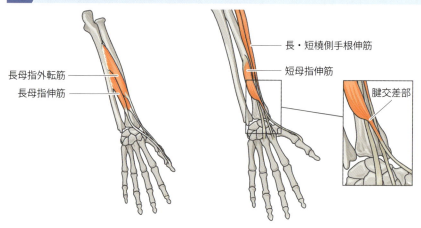

短母指伸筋は長母指外転筋の尺側で長母指伸筋の橈側に位置する．短母指伸筋腱は長短橈側手根伸筋腱の上を走行する．

2 短母指伸筋の触診 movie 3-12

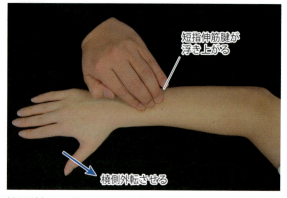

橈側外転した際に長母指伸筋腱の橈側にくっきり浮き上がる腱が短指伸筋腱である．腱を触れながら橈骨に向かって指を進める．遠位の筋腹はグッと収縮を感じることができる．停止部まで丁寧に触診する．

3 短母指伸筋の動態 movie 3-13

ⓐ 安静時

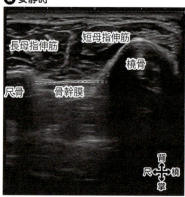

ⓑ 短母指伸筋収縮時

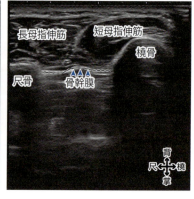

短母指伸筋の収縮に伴い，骨幹膜が背側に引き上げられる様子が観察できる．

4 長母指外転筋の位置の確認

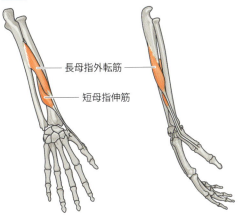

長母指外転筋の起始部は総指伸筋や小指伸筋の深層に位置し，前腕背側から橈側に走行する．橈側レベルでは表層で触れられるが背側にすすむにつれて総指伸筋の深層に入り込む．

5 長母指外転筋の触診 movie 3-14

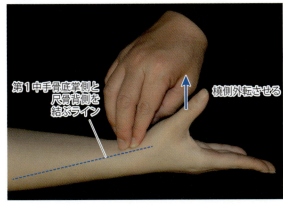
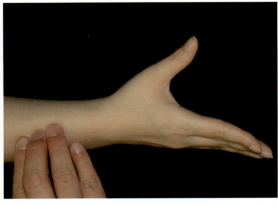

第1中手骨底掌側と尺骨背側を結ぶラインをイメージする．
第1指の橈側外転運動をすると短母指伸筋腱のすぐ掌側で長母指外転筋腱が触れられる．腱を橈側に追っていくと筋腹が触れられる．筋腹は総指伸筋の深層に位置するため第1指のMP関節が同時に伸展しないよう注意する．
背側にいくにつれて総指伸筋の深層に入り込むので少し触れにくくなるため，注意深く筋腹の触診を進める．

文献

1) 森友寿夫：3次元動態MRIによる手関節運動の解析．MB Orthopaedics, 19：17-23, 2006
2) 桂　理, 他：橈骨遠位端関節内骨折術後ハンドセラピィにおける橈骨手根関節に対する早期アプローチの試み．日本手外科学会雑誌, 28：578-581, 2012
3) 堀井恵美子：TFCCの解剖と機能．医学のあゆみ, 159：837-839, 1991

Part 3 手関節，手

2 手背面・手掌面
back side of hand, palm side of hand

森田竜治

目標 どういう場合に触れるのか？	何ができればいいのか？
❶ 握力が低下している場合	➡ 第4・5指のCM関節の評価
❷ 第1指の付け根の痛みがある場合	➡ CM関節の評価
❸ 手指の伸展制限がある場合	➡ 手指の伸展機構の評価
❹ 第1指の巧緻動作がしにくい場合	➡ 母指球筋の収縮と運動方向の誘導
❺ 指の屈曲時に引っかかりがある場合	➡ 中手骨頭の触診とA1 pulleyの評価

1 手背面・手掌面の解剖学

① 骨（図1）

- **中手骨**：手根骨の遠位と基節骨の間にある．いわゆる「手のひら」を構成する骨．
- **第1手根中手関節**（図2）：第1中手骨と大菱形骨で構成される．鞍関節で特徴的な運動をする．

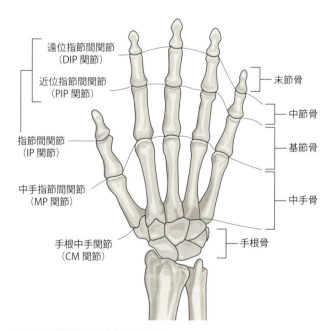

図1 ● 手背面からみた骨と関節

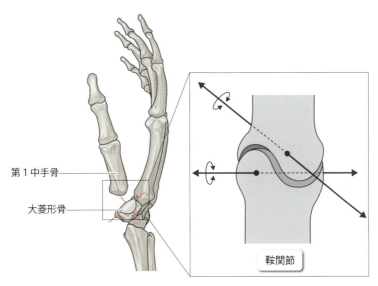

図2 ● 第1手根中手関節（CM関節）

②筋（図3）

筋名	起始	停止	神経支配	作用
母指対立筋 opponens pollicis	大菱形骨，屈筋支帯	第1中手骨の橈側縁	正中神経	第1指CM関節の対立運動
母指内転筋斜頭 adductor pollicis oblique head	有頭骨，第2・3中手骨底掌側	第1指の基節骨底および尺側にある種子骨	尺骨神経	第1指CM関節の内転運動
母指内転筋横頭 adductor pollicis transverse head	第3中手骨の骨幹掌側面	第1指の基節骨底および尺側にある種子骨	尺骨神経	第1指CM関節の内転運動
小指外転筋 abductor digiti minimi	豆状骨，屈筋支帯	第5指の基節骨底尺側	尺骨神経	第5指MP関節の外転
手内筋 虫様筋 lumbricalis	深指屈筋腱	総指伸筋腱から分かれた側索に合流し末節骨底	正中神経，尺骨神経	MP関節屈曲，PIP関節・DIP関節伸展
手内筋 背側骨間筋 dorsal interosseous	第1指から第5指の中手骨の相対する面		尺骨神経	MP関節屈曲，PIP関節・DIP関節伸展，手指の外転
手内筋 掌側骨間筋 palmar interosseous	第2中手骨の尺側・第4・5中手骨の橈側		尺骨神経	MP関節屈曲，PIP関節・DIP関節伸展，手指の内転
短母指屈筋 flexor pollicis brevis	浅頭：屈筋支帯	浅頭：第1基節骨底および橈側にある種子骨	浅頭：正中神経	第1指MP関節屈曲
	深頭：大菱形骨，小菱形骨，有頭骨	深頭：第1基節骨底橈側にある種子骨	深頭：尺骨神経	補助的に掌側外転・対立運動
短母指外転筋 abductor pollicis brevis	舟状骨結節，大菱形骨，屈筋支帯の橈側前面	第1基節骨底および橈側にある種子骨	正中神経	第1指CM関節の掌側外転

- 母指球筋：母指対立筋，母指内転筋，短母指屈筋，短母指外転筋から成る．
- 総指伸筋：Part 2-2 **1** -② 参照．
- 伸筋腱：末節骨まで伸びる薄い腱，指背腱膜，中央索，外側索に分けられる．
- 短母指屈筋：浅頭と深頭に分かれる．

③靭帯，その他

- **靭帯腱鞘**：屈筋腱を骨に固定しつつ，近位・遠位に滑走させるトンネルの役割をもつ部位のこと．
- **A1 pulley**（図4）：中手骨頭部よりやや近位にある輪状の靭帯性腱鞘．手指屈筋腱は腱鞘と呼ばれるトンネルを通過する．トンネルの最外層はA1～A5の輪状部，C1～C3の十字部という靭帯で補強されている．ばね指はA1部分で起こることが多い．
- **示指伸筋腱・小指伸筋腱**：手背レベルで総伸筋腱に合流する．
- **総指伸筋腱**：MP・PIP・DIP関節の背側を通過するため，いずれも伸展に作用する．
- **手内筋（虫様筋・背側骨間筋・掌側骨間筋）の筋腱**：MP関節の屈伸軸の掌側，PIP・DIP関節軸の背側を通過するため，MP関節屈曲，PIP・DIP関節伸展作用をもつ．

総指伸筋腱・手内筋の筋腱は基節骨レベルで中央索線維・側索線維に分かれる．中央索線維は中央索へ，側索線維は側索へつづく．

- **中央索**（central band）：中節骨底に停止する．
- **側索**（lateral band）：中節骨両側から末節骨へつづき，終止伸腱として末節骨底に停止する．

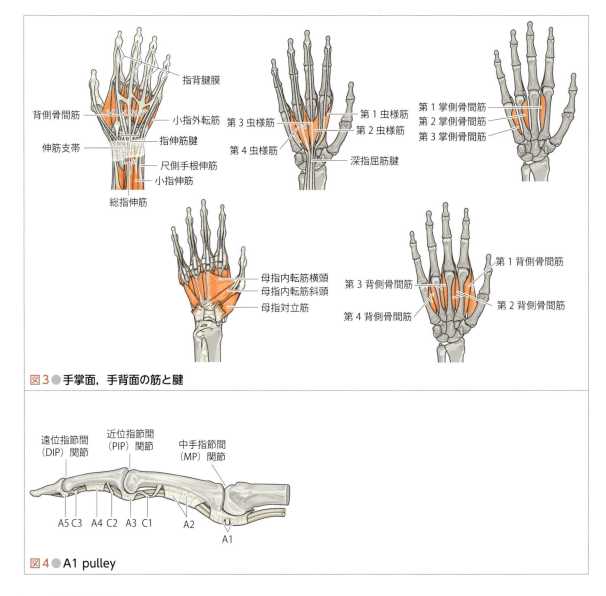

図3●手掌面，手背面の筋と腱

図4●A1 pulley

2 手背面の触診の目標

① 第4・5指のCM関節の評価と治療のための触診

　　手関節の外傷後や長期にわたる装具療法後は**握力が低下する**ことが多い．握力の改善には第3指～5指で握る力が重要である．第2～5指までのCM関節の動きを観察すると第2・3指は可動性がほぼないのに対し，第4・5指は可動性がある．握り込みを観察すると軽く握った場合としっかり握り混んだ場合では，後者の方が第4・5指が尺側に落ち込んでいる（**図5**）．このときに小指外転筋も強く収縮している．つまり**屈曲時の第4・5指の落ち込みと小指外転筋の筋発揮ができ**なければしっかりとした握り込みができない．握力の改善を念頭に置き，**CM関節の触診**を行う必要がある．

② 第1指CM関節の評価と治療のための触診

　　第1指CM関節は第2～5指までのそれとは異なった，**鞍関節**という特殊な構造をしている．第1中手骨は第2～5中手骨に対して60°掌側に位置し，内外転・屈伸という運動方向に加えて回旋運動を行う．この位置関係と運動により，人は手を用いたさまざまな把持動作が可能になっている．一方で第1指CM関節は特殊な構造であるがゆえに力学的ストレスを受けやすく，**CM関節症を発症しやすい**．保存療法での第1選択は装具療法であり，手術療法での現在選択される手術は関節固定術，関節形成術，人工関節置換術の3つのいずれかであることが多い．術後運動療法でCM関節の原形を触診する機会は少ないかもしれない．しかしながら，CM関節に対する圧痛所見や，ストレステストなどを行う機会や，装具を作成する段階でのCM関節の動きを健常側と比較するためには，正常な**CM関節の運動方向や関節裂隙を触診できる技術**が必要となる．

③ 手指伸展の評価と治療ための触診（図6）

　　総指伸筋は手指の伸展機構の中で唯一MP関節を伸展させる作用をもつ．したがって，**MP関節の伸展不全がある場合は総指伸筋か支配神経である橈骨神経の問題**を考える．
　　PIP関節，DIP関節の伸展は総指伸筋以外に虫様筋，背側骨間筋，掌側骨間筋といった手内筋

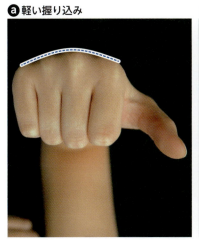
ⓐ 軽い握り込み

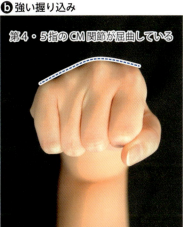
ⓑ 強い握り込み
第4・5指のCM関節が屈曲している

図5● 握り込みの第4・5指CM関節の動き
軽く握ってもらうと中手骨の横アーチはゆるやかだが，強く握り混むと第4・5指のCM関節の屈曲が起こり，それぞれの中手骨頭が掌尺側に落ち込む．

が作用する．いずれも手関節よりも遠位に起始をもつため手内筋とよばれている．一方で手関節をまたぎ，手指の運動に関与する筋を手外筋とよぶことがある．PIP関節・DIP関節の伸展は手外筋である総指伸筋・示指伸筋・小指伸筋が作用する場合と，手内筋が作用する場合がある．これは手外筋と手内筋の筋腱が手指レベルで合流，交差する複雑な構造になっていることに起因する．PIP・DIPの伸展機構が正常に機能しているかを確認する場合は，**MP関節伸展に伴う総指伸筋腱の浮き上がりや筋腹の触診**と，**MP関節屈曲位での手内筋の収縮の触診やPIP・DIP関節の伸展運動を観察する**必要がある．

④ 母指球筋の収縮と運動方向の誘導

母指球筋は正中神経と尺骨神経支配である．手根管症候群は正中神経領域の母指球筋の萎縮を引き起こし，対立運動が困難になる．肘部管症候群やGuyon管症候群は尺骨神経領域の母指球筋が萎縮し内転運動が困難となる．母指球の運動は第1指CM関節による運動となる．装具療法による固定後や術後に運動の再教育をする場合，**CM関節の正しい運動方向の誘導**や**母指球筋の正確な触診**が必要になる．

⑤ A1 pulleyの評価のための触診

「ばね指」とは正式には**狭窄性腱鞘炎**とよばれ特徴的な症状をもつ．手指を握りこむように屈曲したあとに，伸展させることが困難となり，それでも無理に行おうとすると弾発的に伸展が起こるsnappingとよばれる現象が起こる．どの指にも起こりうるが，第1指や第3指に多い．臨床的によく遭遇するのは，中手骨頭部にあるA1 pulleyでの症状である．ばね指がある症例やその予備群はこの部位を触れ屈筋腱を滑走させると腱腫瘤の移動に触れることができる．保存療法としてはステロイド注射が効果的であり，多くの保存例はこれによって改善される．しかし，手掌からの注射はきわめて痛みが強いのが欠点である．注射をしても症状をくり返す例や，症状は強いものの注射を嫌うケースなどは手術適応となる．手術方法は，肥厚した靱帯性腱鞘を切開し，圧迫を取り除くという方法が一般的である．術後は**癒着予防のため積極的なリハビリテーション**が必要である．術後腫れや痛みがある中で腱鞘部分での癒着を予防するために同部を確実に触診して腱滑走を促す技術が必要となる．

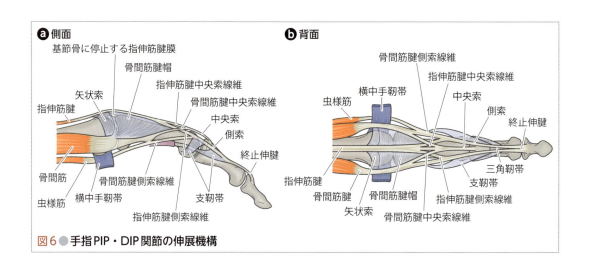

図6 ● 手指PIP・DIP関節の伸展機構

3 第4・5指CM関節の触診と評価

1 CM関節の外観

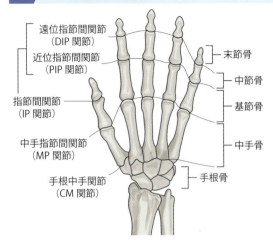

2 第2指CM関節と第5指CM関節の可動性の動態 movie 3-15

ⓐ 第2指CM関節：安静時

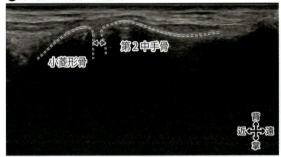

第2指CM関節：他動屈曲時

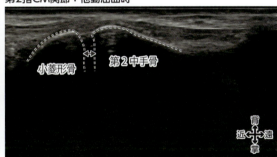

ⓑ 第5指CM関節：安静時

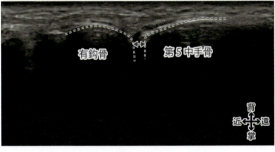

第5指CM関節：他動屈曲時

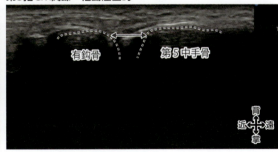

遠位手根列と中手骨を把持し屈伸方向に動かす．
a) 第2指CM関節は安静時と屈曲時を比較して関節裂隙はほとんど変わらず屈伸方向の可動性がほぼない．
b) 第5指CM関節は安静時と比較して屈曲時に関節裂隙が開き，第2指と比較し屈伸方向の可動性が大きい．

3 第2・3指,第4・5指CM関節の触診 movie 3-16

ⓐ 第2・3指CM関節

ⓑ 第4・5指CM関節

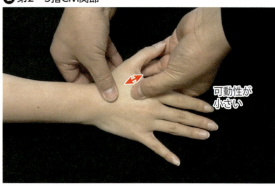
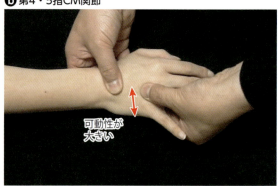

a) 一方の手で第2中手骨を把持し,他方の手は中手骨から近位に指をずらして中手骨底の膨らみを越えたところで小菱形骨を把持する.屈伸方向に動かして第2指CM関節の可動性がほとんどないことを確認する.

b) 一方の手で第4中手骨を把持する.他方の手は中手骨を近位ずらして中手骨底の膨らみを越えたところで有鈎骨を確認し両者を把持する.第2指のCM関節と比較して可動性が大きいことが分かる.

4 第1指CM関節の触診と評価

1 第1指CM関節の外観

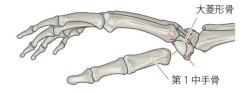

2 第1指CM関節の触診 movie 3-17

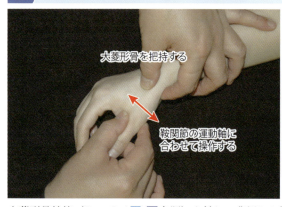
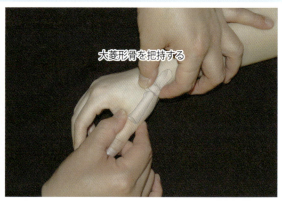

大菱形骨結節(Part 3-1 3-6 参照)を触れ,背側から第1指を当て,大菱形骨を把持する.一方の手で第1指の中手骨を把持し,鞍関節の運動軸を意識して屈曲伸展,内転外転方向に動かすと関節裂隙を感じることができる.

手関節，手 Part 3

5 手指の伸展機構の触診と評価

1 手指PIP・DIP関節の外観

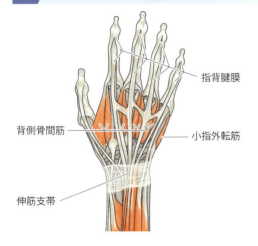

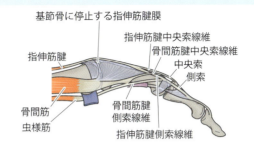

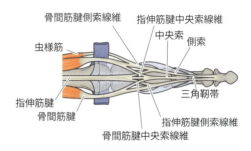

2 総指伸筋腱の位置の確認

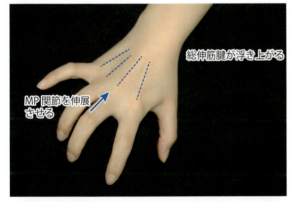

MP関節の伸展に作用するのは総指伸筋のみである．MP関節を伸展させると総伸筋腱が浮き上がってくる．

3 総指伸筋の収縮（手指の伸展） movie 3-18

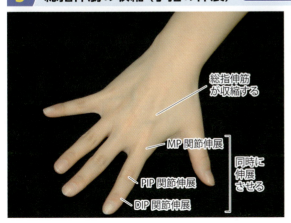

MP関節，PIP関節，DIP関節を同時に伸展させるとき，総指伸筋が優位に作用する．MP関節屈曲，PIP関節・DIP関節伸展に作用する手内筋の張力は抑制されるため，総指伸筋の収縮を確認できる．

4 手内筋の位置の確認

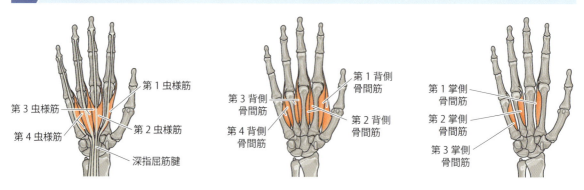

5 手内筋の運動 movie 3-18

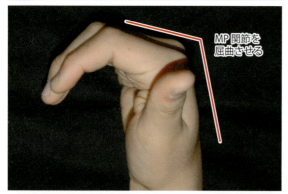

MP関節屈曲位として総指伸筋を収縮しにくくする．

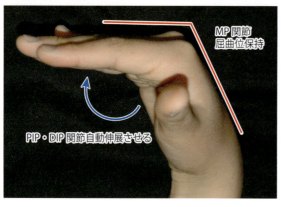

手内筋を使ったPIP・DIP関節の伸展運動として，MP関節屈曲位を自力で保持したままPIP・DIP関節を伸展させる．手内筋単独の運動が可能か評価する場合に用いる．

6 虫様筋の触診 movie 3-19

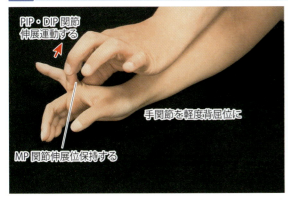
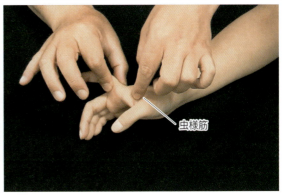

虫様筋は深指屈筋に起始するため，軽度背屈位として腱を緊張させる．MP関節は他動伸展位にして総指伸筋の活動を抑制し，これを開始肢位としてPIP関節・DIP関節の同時伸展を自動で行わせる．第2中手骨の側面のやや掌側で運動に伴い収縮する第1虫様筋を触診する．

7 背側骨間筋の触診 movie 3-20

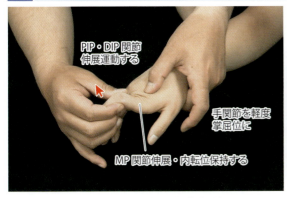
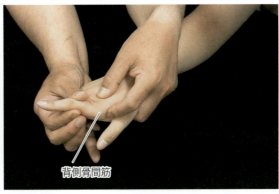

虫様筋を抑制するため，手関節は軽度掌屈位とする．MP関節は他動伸展位にして総指伸筋の活動を抑制する．第2指を内転位で保持し，掌側骨間筋の活動を抑制し，これを開始肢位としてPIP関節・DIP関節の同時伸展を自動で行わせる．第2中手骨の側面のやや背側で運動に伴い収縮する第1背側骨間筋を触診する．

8 掌側骨間筋の触診 movie 3-21

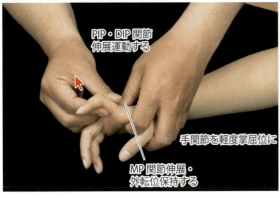
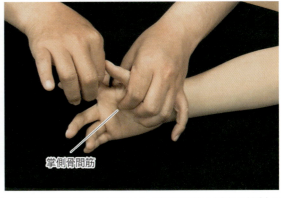

第2中手骨尺側に位置する第1掌側骨間筋をイメージする．MP関節は他動伸展位にして総指伸筋の活動を抑制する．第2指を外転位で保持し，背側骨間筋の活動を抑制する．第2中手骨尺側に指を当て，PIP関節・DIP関節の同時伸展を自動で行わせ，運動に伴い収縮する第1掌側骨間筋を触診する．

6 母指球筋の触診と運動誘導

1 母指内転筋・外転筋の外観

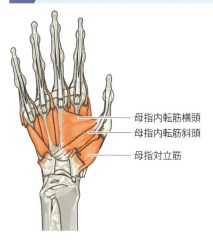

2 母指内転筋の触診 movie 3-22

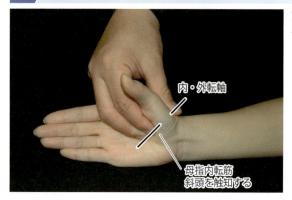

第1指の内外転軸を意識し，運動を行わせるため，中手骨底に指を置き，母指内転筋斜頭を触知する．

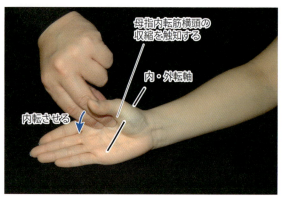

内外転軸を意識して橈側外転位から掌側内転運動を行わせる．第3中手骨骨幹部に指を当てると，内転運動に伴いモコッと膨隆する母指内転筋横頭の収縮が触知できる．

3 第1指CM関節の傾き

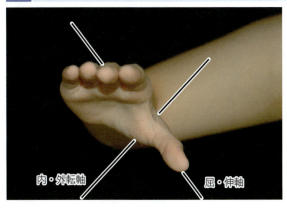

第1指CM関節は鞍関節であり，2つの運動軸屈伸軸・内外転軸がある．さらにわずかであるが回旋も可能であり，対立運動ができる．

4 第1指対立運動

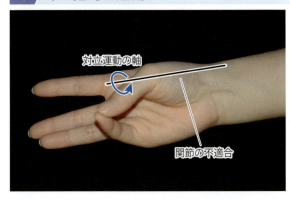

第1指の対立運動ではCM関節上で第1中手骨が回旋する．このときCM関節は適合性が低下する．

5 母指対立筋の触診 movie 3-23

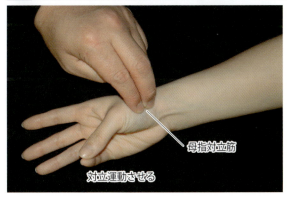

第1中手骨を橈側から触れる．対立運動を指示し，それに伴うモコッと膨隆した母指対立筋の収縮が確認できる．

6　第1指の運動誘導

伸展（長母指伸筋）

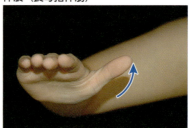

内転（母指内転筋）　　　中間位　　　外転（橈側外転，短母指伸筋）

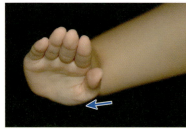 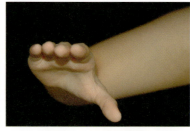 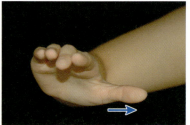

屈曲（掌側外転，長母指外転筋）

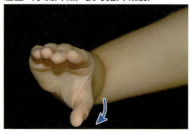

対立（母指対立筋）

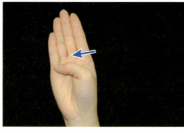

第1指の運動を評価する際は，中間位から5方向の運動を行わせる．左右差を比較し，可動性や巧緻性を観察する．

7 A1 pulley 評価のための触診

1 手指屈筋腱の外観：手指腱鞘を補強する靭帯

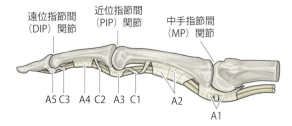

2 中手骨頭とA1の靭帯性腱鞘（A1 pulleyの触診） movie 3-24

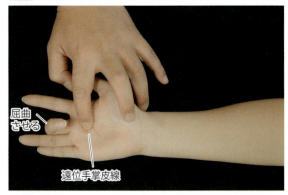

遠位手掌皮線から橈側に指をずらすと第3指MP関節とぶつかる．関節を見つけたら1横指近位に指を当て中手骨頭部に指をおき，DIP関節の屈曲運動を行う．A1 pulley 上で屈筋腱の滑走が触知できる．腱腫瘤があるケースでは明確な礫音や，ゴリゴリした感触の腱滑走を触れることができる．

3 A1 pulley部でクリックがあるケース movie 3-25

ⓐ 手指伸展位

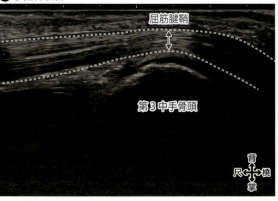

ⓑ 手指屈曲位

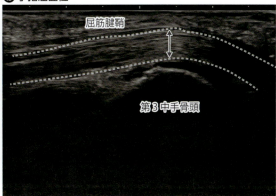

a）手指伸展位では中手骨頭上の屈筋腱鞘内のスペースは⟷のごとくである．
b）手指を屈曲すると，腱鞘内のスペースは伸展時と比較して広がっている．肥厚した屈筋腱が腱鞘内を通過し過度な摩擦が生じクリックが発生したと考えられる．

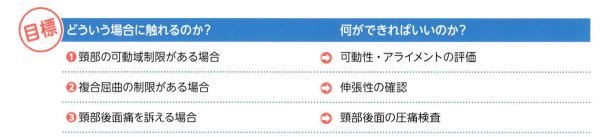

Part 4 体幹

1 頸部後面
dorso cervical

川村和之, 三津橋佳奈, 前沢智美

目標

どういう場合に触れるのか？	何ができればいいのか？
❶ 頸部の可動域制限がある場合	➡ 可動性・アライメントの評価
❷ 複合屈曲の制限がある場合	➡ 伸張性の確認
❸ 頸部後面痛を訴える場合	➡ 頸部後面の圧痛検査

1 頸部後面の解剖学

① 骨（図1）

- **外後頭隆起**：後頭骨のほぼ中央の骨隆起．項靭帯が付着する．
- **C7棘突起（隆椎）**：他の頸椎棘突起より厚みがあり長い．頸部屈曲時に最も突出する．
- **乳様突起**：耳介の後下方で尾方に隆起する．

② 筋（図2）

筋名		起始	停止	神経支配	作用
頭板状筋 splenius capitis		C4-Th3棘突起	上項線外側，乳様突起，C1・C2横突起	頸神経後枝外側枝	頭部伸展，頸部伸展，片側の収縮で伸展・同側回旋
頸板状筋 splenius cervicis		Th3-6棘突起			
頭半棘筋 semispinalis capitis		C3-Th6横突起	後頭骨の上項線と下項線の間	脊髄神経，後枝内側枝外側枝（頭半棘筋のみ）	頭部・頸椎・胸椎伸展，片側の収縮で同側側屈・対側回旋
頸半棘筋 semispinalis cervicis		Th1-6横突起	C2-7棘突起		
後頭下筋群	大後頭直筋 rectus capitis posterior major	C2棘突起	下項線中間1/3	後頭下神経	頭部・頸部伸展，同側側屈，大・小後頭直筋の同側回旋，上・下頭斜筋の対側回旋
	小後頭直筋 rectus capitis posterior minor	C1後結節	下項線内側1/3		
	上頭斜筋 obliquus capitis superior	C1横突起	下項線中間1/3上部		
	下頭斜筋 obliquus capitis inferior	C2棘突起	C1横突起		
肩甲挙筋 levator scapulae		C1-4横突起	肩甲骨上角，内側縁	頸神経，肩甲背神経	肩甲骨挙上
僧帽筋上部筋束 trapezius pars ascendens		後頭骨の上項線，外後頭隆起，項靭帯	鎖骨外側1/3	副神経，頸神経	肩甲骨挙上・上方回旋

- **頭・頸板状筋**：頸部と背部に位置する板状の筋．後頭骨から胸椎まで付着しており，頸部固有背筋外側群の中で一番大きな筋である．
- **頭・頸半棘筋**：頸部固有背筋内側群の中で大半を占めている．頸椎の前彎を保持する．
- **後頭下筋群**：大後頭直筋，小後頭直筋，上頭斜筋，下頭斜筋からなる．後頭骨，環軸椎間の位置を微調整している．後頭骨のすぐ尾方に位置する．
- **肩甲挙筋**：頸部の中央に位置する．
- **僧帽筋上部筋束**：最も表層に位置している三角形の筋．

③ 靭帯・その他

- **項靭帯**（図1）：頸部では棘上靭帯のことを項靭帯ともよぶ．頭頸部屈曲により触診することができる．僧帽筋上部筋束が付着する．
- **翼状靭帯**：軸椎（C2）歯突起先端から後頭顆の内側面に付着している．環椎（C1），頭部の回旋の制限をしている．

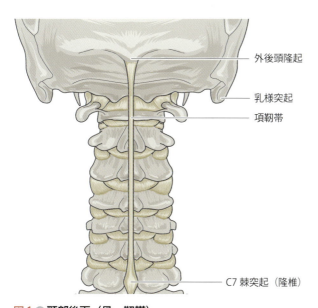

図1● 頸部後面（骨・靭帯）

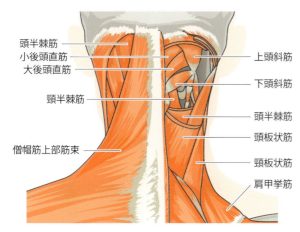

図2● 頸部後面の筋

2 頸部後面の触診の目標

① 頸部の可動性とアライメント（配列）評価のための触診

頸部は，C1とC2が成す環軸関節があり，胸腰椎と比べて回旋運動範囲が大きい．また，上位頸椎（後頭骨からC2）では，回旋に伴い反対側の側屈が生じ，中・下位頸椎（C3-7）では，回旋に伴い同側の側屈が生じる．他にも，頸部や頭部の運動は連鎖するため，**頭頸部複合運動として評価する必要がある．**（図3，4）．

頸椎は生理的な前彎があるが，抗重力位では胸椎や腰椎の影響を受けやすいため，**頭部・骨盤・胸腰椎を含めたアライメント評価**が重要となる．それぞれの運動の制限による問題は表1のとおりである．

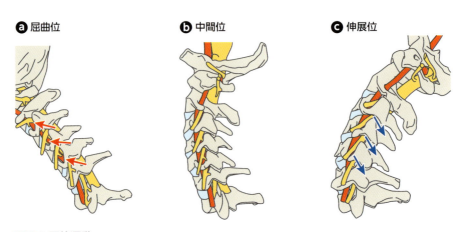

図3● 屈伸運動
a）上位椎体が下位椎体の関節面に対して上方へ離れるように移動する．
c）上位椎体が下位椎体の関節面に対して下方に近づくように移動する．

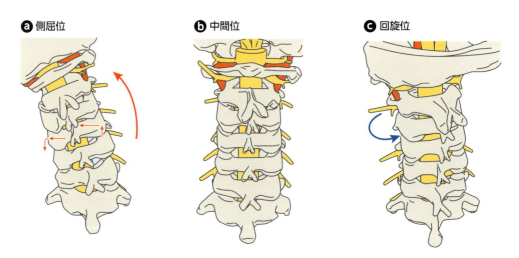

図4● 側屈・回旋運動
a）左側屈の場合，左関節面は上位椎体が下位椎体に対して左横方向と下方へ，反対側は左横方向と上方に移動する．そのため，純粋な側屈だけではなく回旋も生じる．
c）左回旋の場合，上位椎体の関節面が下位椎体の関節面に対し左横方向へ移動する．

表1 ● 頭頸部の運動制限により生じる問題

制限	生じる問題
頭頸部複合屈曲	後頭下筋群・僧帽筋上部筋束・肩甲挙筋・板状筋・半棘筋・項靭帯の伸張性の低下
頭頸部複合伸展	後頭下筋群・板状筋・半棘筋の機能低下，頸部前方の筋の伸張性低下
頸部回旋	板状筋の機能低下，胸鎖乳突筋の伸張性低下
頸部側屈	僧帽筋上部筋束・肩甲挙筋・胸鎖乳突筋の伸張性低下

Ⓐ 外後頭隆起
- 前額面上では，頸椎とほぼ一直線に並ぶ．
- 項靭帯，僧帽筋が付着するため，これらを同定する上でも重要な指標となる．

Ⓑ C7棘突起（隆椎）
- 頸椎棘突起の中で最も長いため，触診しやすい．
- Th1棘突起と比べ，回旋時の運動は大きい．（p129 Clinical Tips参照）

② 伸張性の確認のための触診

頸部後面の筋の伸張性が低下すると，頭頸部の主に屈曲方向の制限が生じる．さらに回旋や側屈を加えた際の伸張感により鑑別する必要がある．

Ⓐ 僧帽筋上部筋束
- 起始と停止の関係により，頭頸部屈曲，頸部同側回旋・側屈，肩甲骨下制で伸張ストレスが加わる．
- 最も表層に位置しているため，触診しやすい．

Ⓑ 肩甲挙筋
- 頭頸部屈曲，頸部反対側回旋・側屈，肩甲骨の下制により伸張される．
- 頸部の前後径の中央で触診できる．
- 近位付着部では胸鎖乳突筋に覆われ，胸鎖乳突筋より腹側には斜角筋，背側には僧帽筋上部筋束が位置している．そのため，これらの筋との触り分けの必要がある．

③ 頸部後面の圧痛検査のための触診

頸部後面には長・短，浅・深層とさまざまな筋が存在する．これらの筋は，頭頸部のアライメント不良などにより，硬結や萎縮が生じ，疼痛を発生させることがある．そのため，**どの筋に疼痛が生じているのかを鑑別**する必要がある．

Ⓐ 頭・頸板状筋
- 頭頸部伸展・同側回旋により圧縮ストレスが生じる．
- 半棘筋などの筋力低下により，過負荷となる場合がある．
- 胸鎖乳突筋と僧帽筋上部筋束の間に単独部位があり，触診することができる．

Ⓑ 頭・頸半棘筋
- 頭部前方位により伸張ストレスが加わる．
- 僧帽筋，頭板状筋の深層に位置しているため，表層からの触診は困難である．

❸ 後頭下筋群

- 頭部前方位により，短縮位となる．
- 表層には半棘筋，僧帽筋上部筋束が位置するため，表層からの触診は困難である．

3 頸部の可動性とアライメント評価のための触診

1 外後頭隆起の触診

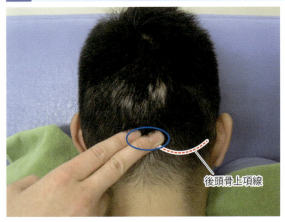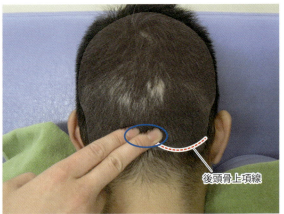

後頭骨上項線

後頭骨中央を尾側方向から頭側方向へ触れたときに，最初に引っ掛かる部分を触診する．

2 乳様突起の触診 movie 4-1

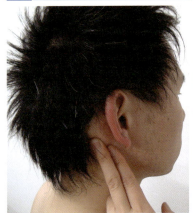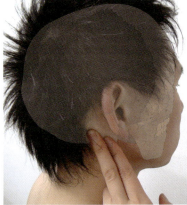

耳介後下方の最も出ている骨を触診する．

3 C7棘突起の触診 movie 4-2

頭頸部を屈曲させたときに最も後方に突出している骨を触診する．

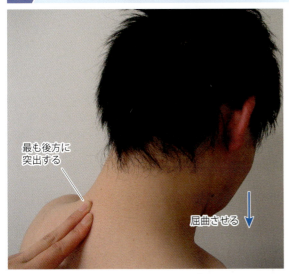

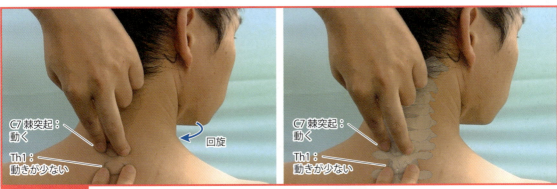

Clinical Tips C7棘突起とTh1棘突起の触り分け手技 movie 4-3

C7棘突起とTh1棘突起を挟むように指を置き，頸部を回旋させる．C7棘突起は頸部の回旋に伴い棘突起が動くが，Th1は回旋に伴う動きは少ない．

4 伸張性の確認のための触診

1 僧帽筋上部筋束の位置の確認 movie 4-4

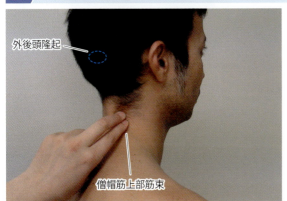

外後頭隆起・項靱帯に付着する僧帽筋上部筋束を触診する．

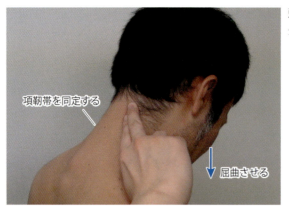

頭頸部を屈曲させ項靱帯を同定することにより，その外側にある僧帽筋上部筋束を触診する．

2 肩甲挙筋の位置の確認 movie 4-5

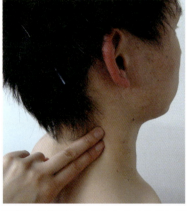
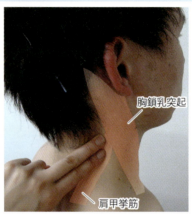

頸部を矢状面から見たときの中央に指を置き，胸鎖乳突筋のすぐ後方でコロッとした肩甲挙筋を触診する．

3 肩甲挙筋の収縮の確認 movie 4-5

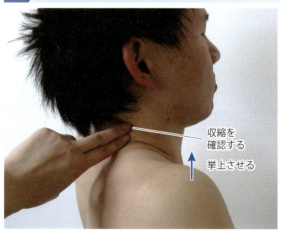
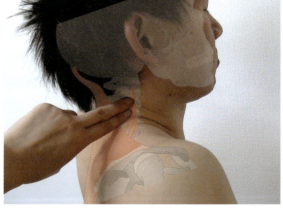

肩甲帯を挙上させ肩甲挙筋の収縮を確認する．

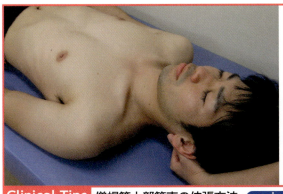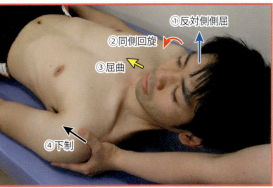

Clinical Tips 僧帽筋上部筋束の伸張方法　movie 4-6

頸部の反対側側屈・同側回旋を行い，頭頸部を屈曲させる．最後に肩甲帯を下制させることで僧帽筋上部筋束を伸張できる．伸張を強める場合は，頭頸部ではなく肩甲帯の下制で調節する．

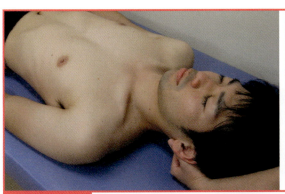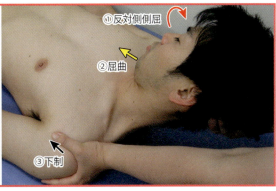

Clinical Tips 肩甲挙筋の伸張方法　movie 4-7

頸部の反対側回旋を行い，頭頸部を屈曲させる．最後に肩甲帯を下制させることで肩甲挙筋を伸張できる．伸張を強める場合は，頭頸部ではなく肩甲帯の下制で調節する．

5　頸部後面の圧痛検査のための触診

1　頸部後面の筋の外観

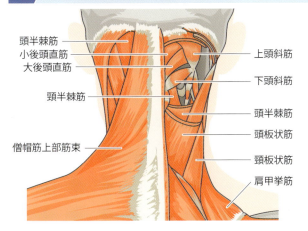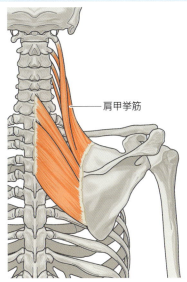

2 頭板状筋の位置の確認 movie 4-8

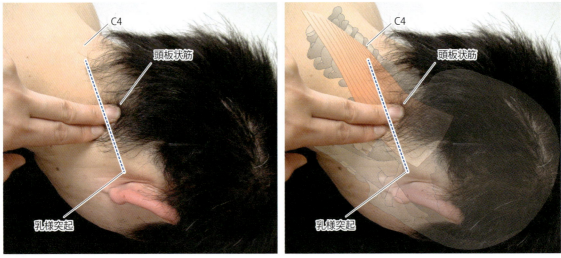

乳様突起とC4棘突起を結んだ線の中点に頭板状筋の単独部位が存在する[1]．
頭板状筋は頭頸部伸展・同側回旋に伴い収縮を確認できる．

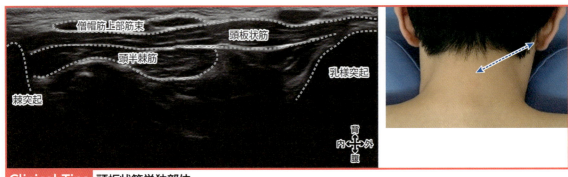

Clinical Tips 頭板状筋単独部位

乳様突起とC4棘突起の間に頭板状筋単独部位がある．頭・頸半棘筋は僧帽筋上部筋束と頭板状筋の深層に位置しており体表からの触診は困難である．しかし，位置関係を明確にし，表層・深層のイメージを持つことが大切となる．

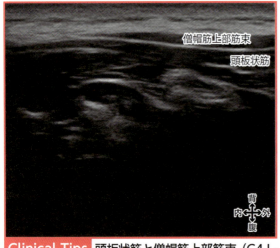

Clinical Tips 頭板状筋と僧帽筋上部筋束（C4レベルの右頸部後面のエコー像） movie 4-9

頭頸部伸展・右回旋により，頭板状筋が僧帽筋上部筋束の深層で収縮する様子が確認できる．

3 後頭下筋群の位置

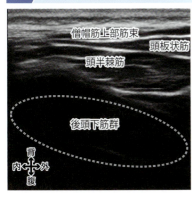

後頭下筋群は僧帽筋上部筋束,頭半棘筋の深層に位置するため,体表から触診できない.

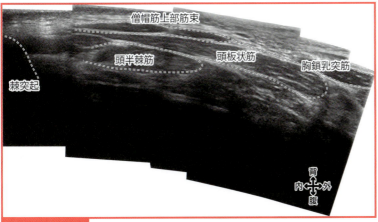

Clinical Tips C4レベルでの筋の位置関係

棘突起から,表層に僧帽筋上部筋束,胸鎖乳突筋が位置し,その深層に頭板状筋,頭半棘筋が位置する.

■ 文献

1)「運動療法の「なぜ?」がわかる超音波解剖」(工藤慎太郎/編著),pp12-13,医学書院.2014

Part 4 体幹

2 胸部
chest

白石 匡

目標	どういう場合に触れるのか？	何ができればいいのか？
	❶ 呼吸困難感を訴える場合	➡ 呼吸時の胸郭運動と可動性の評価と治療
	❷ 体幹のアライメント不良が疑われる場合	➡ 胸郭アライメントの確認のための評価

1 胸部の解剖学

胸部の骨格（胸郭）は前面の胸骨，側面の肋骨，背側の胸椎により構成される．ここでは胸骨と肋骨について解説する．

①骨（図1）

- **胸骨**：胸部の正中に位置する扁平骨．胸骨柄・胸骨体・剣状突起の3部分から構成される．呼吸様式により，動きが変化する（図2）．
- **胸骨柄**：両側の鎖骨の間にあり，鎖骨切痕で胸骨と鎖骨で胸鎖関節を形成する．
- **肋骨弓**：肋軟骨から形成される弓状の部分．胸骨の前下方部に位置する．
- **胸骨下角**：両側の肋骨弓により形成される角度を指す．通常では70°．
- **上部胸郭**：両側の鎖骨下前胸部（第2～4肋骨）を指す．
- **下部胸郭**：両側の乳頭よりやや下方，前胸部から胸郭外側（第4～8肋骨）を指す．
- **肋椎関節**（図3）：肋椎関節は胸椎と肋骨との間の関節で，椎体と肋骨頭の間の肋骨頭関節ならびに横突起と肋骨結節の間の肋横突関節の2種類の関節からなる．

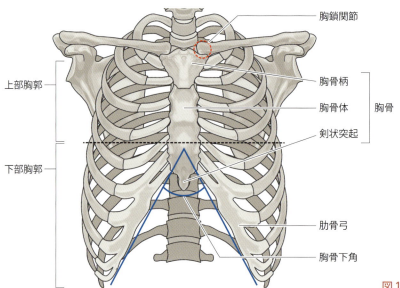

図1 ● 胸部の骨（前面）

体幹 Part 4

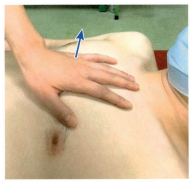

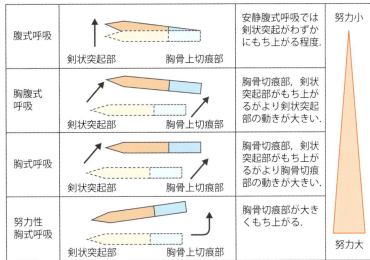

腹式呼吸		剣状突起部　　　胸骨上切痕部	安静腹式呼吸では剣状突起がわずかにもち上がる程度.	努力小
胸腹式呼吸		剣状突起部　　　胸骨上切痕部	胸骨切痕部, 剣状突起部がもち上がるがより剣状突起部の動きが大きい.	
胸式呼吸		剣状突起部　　　胸骨上切痕部	胸骨切痕部, 剣状突起部がもち上がるがより胸骨切痕部の動きが大きい.	
努力性胸式呼吸		剣状突起部　　　胸骨上切痕部	胸骨切痕部が大きくもち上がる.	努力大

図2● 吸気時の胸骨の運動
片手を胸骨に当て胸骨上切痕部と剣状突起の動きを評価する.

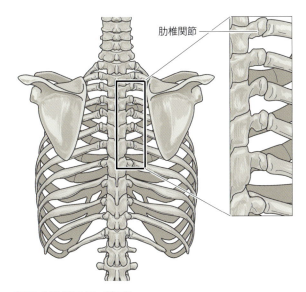

図3● 胸部の骨（後面）

②筋

　頸部の筋の触診方法は **Part 4-1** に譲る. しかし, 頸部の筋の状態の観察と触診は, 呼吸状態の評価において, 重要になる.

筋名	起始	停止	支配神経	作用
胸鎖乳突筋 sternocleidomastoid	乳様突起	胸骨柄, 鎖骨の胸骨端1/3	副神経（XI）, 頸神経叢	片側の筋収縮：頭部の伸展・同側へ側屈・対側へ回旋 両側の筋収縮：頭部の伸展・吸気の補助

筋名		起始	停止	支配神経	作用
斜角筋群	前斜角筋 anterior scalene	C3-6の横突起	第1肋骨	脊髄神経の前枝	頸部の側屈
	中斜角筋 middle scalene	C2-7の横突起	第1肋骨		
	後斜角筋 posterior scalene	C4-6の横突起	第2肋骨		
外肋間筋 external intercostal (図4a)		第1～第11肋骨下縁と肋骨結節	第2～第12肋骨の上縁	肋間神経	肋骨の挙上　胸郭の拡大（吸気）
内肋間筋 intercostal (図4b)		第1～第11肋骨の内面の縁・肋軟骨	第2～第12肋骨（下位肋骨の上縁）	肋間神経	肋骨間を収縮させる（呼気）
最内肋間筋 inner most intercostal (図4c)		肋間神経よりも内方の部分で内肋間筋	上位肋骨の下縁　下位肋骨の上縁	肋間神経	肋骨の引き下げ
横隔膜 diaphragm (図4d, e)		胸骨部：剣状突起	腱中心	横隔神経	胸腔内圧の低下　肺の拡張
		肋骨部：第7～第12肋骨・肋軟骨の内面			
		腰椎部：L1-4にかけての内側脚及び前縦靱帯			

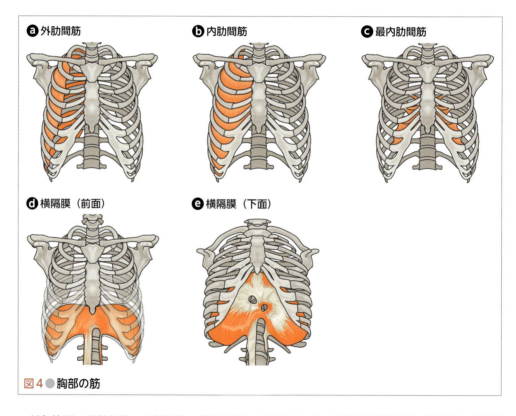

図4● 胸部の筋

- **斜角筋群**：前斜角筋・中斜角筋・後斜角筋から構成される．胸鎖乳突筋後縁と僧帽筋上部線維の前縁で囲まれる後頸三角部で触知可能である．
- **胸鎖乳突筋**：頸部の外側面を走行する筋である．胸骨上窩を外側に沿って最初に触知できる筋である．呼吸器疾患を有する患者は換気制限により努力性呼吸を強いられることで，呼吸補助筋である胸鎖乳突筋が過緊張となっており，呼吸状態を評価するうえで重要な筋である（図5）．

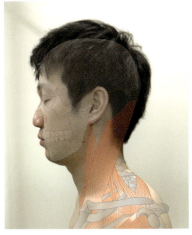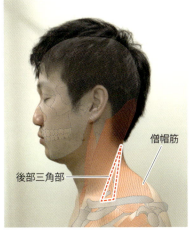

レベル1	頸部の努力が見られない
レベル2	吸気時に頸部補助筋の収縮が著名
レベル3	吸気時に甲状軟骨の下制が著名で，胸骨・肩の引き上げが見られる
レベル4	吸気時に下顎の引き込みあり
レベル5	吸気時に頭部の後屈あり

図5● 頸部の評価（呼吸筋疲労度の分類）
横隔膜の機能低下が生じた場合，呼吸補助筋である胸鎖乳突筋，斜角筋の活動が高まる．視診によりこれらの筋の努力がみられる場合やより高いレベルが確認できる場合は何らかの原因により，呼吸状態の悪化が生じていることが予想できる．

Ⓐ 横隔膜の機能

　横隔膜は呼吸において主要な吸気筋であり，換気能力を評価するうえでは最も重要な筋である．
　安静時呼吸を行うための働きは，胸郭が20％，横隔膜が80％を担っている．安静時呼吸において，横隔膜は吸気時に尾方に移動し，呼気時には頭方に移動する．
　座位から立位へ姿勢を変化すると，腹筋群の筋活動は増大するが，横隔膜において呼吸筋だけではなく，体幹の伸展筋としても作用する．横隔膜・腹横筋・骨盤底筋群・多裂筋は腰椎，骨盤帯の安定に寄与し，そのなかでも横隔膜は呼吸活動と身体運動における姿勢制御活動の二重作用を担っているとされる[1]．

③ 肋間神経（図6）

　各胸神経の前枝から1本ずつ肋間神経が起こり，それぞれ肋骨の下縁に沿って，肋間動静脈とともに走行する．肋骨に沿って胸骨へ走行し，胸壁の筋に分布する．胸壁の外側部で皮下に出る外側皮枝とさらに前方へ走行して皮下に出る前皮枝がある．

2 胸郭の触診の目標

① 呼吸時の胸郭運動と可動性の評価と治療（図7）

　換気は胸郭運動・呼吸機能・呼吸の効率性が重要である．胸郭運動は表1のように評価する．
呼吸時の胸郭では，疼痛や胸郭の硬さ・無気肺の有無・気胸などにより左右差が生じる．

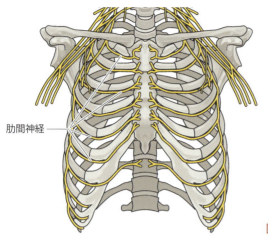

図6 ● 肋間神経

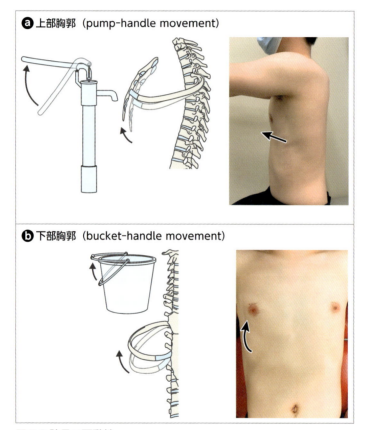

図7 ● 肋骨の可動性

吸気時には上部胸郭ではpump-handle movementといわれ上部胸郭の前後径が拡大する．下部胸郭ではbucket-handle movementといわれ下部胸郭の左右径が拡大する．胸郭可動性の制限は，肋間筋など胸壁に付着する軟部組織の柔軟性低下，呼吸筋の筋力低下，脊柱や肋椎関節の可動性低下などにより生じる．

表1 ● 胸郭運動の評価

評価項目	呼吸パターンの評価	胸郭のアライメント
評価内容	・腹式呼吸と胸式呼吸の割合 ・呼吸補助筋の活動	上部・下部胸郭の運動性の把握（図7）
方法	視診 （矢状面・前額面・水平面）	触診

②胸郭アライメント評価のための触診

　体幹運動を行う際に，胸郭は肋骨と胸椎の動きに伴いさまざまに形態を変化させており，胸郭の運動性は胸椎アライメントの影響を受けやすい．胸郭の柔軟性が低下すると，胸椎の可動性が低下するため，頸椎や腰椎の可動性に異常をきたし，頸椎固有背筋内側群の筋力低下や頸部筋固有背外側筋群や僧帽筋上部筋束，肩甲挙筋，胸鎖乳突筋の筋緊張の亢進が生じる．よって，胸郭を運動器としても捉え，運動性を評価していくことが重要である．

3 胸郭の触診

1 胸郭の外観

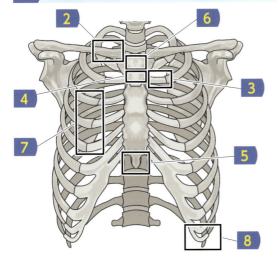

胸郭は 2 ～ 8 に沿って触診を進める．

2 鎖骨の触診

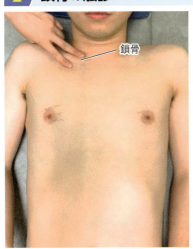

背臥位にて，鎖骨を確認する．

3 第2肋骨の触診

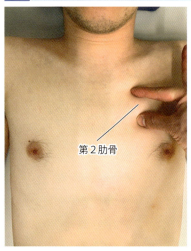

鎖骨の尾方に第1肋骨があるが鎖骨の下に入り込んでいくため鎖骨直下にわずかに触れる．さらに尾方に存在する第2肋骨を触診する．

4 胸骨柄の触診

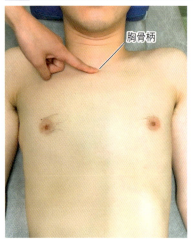

第2肋骨と軟骨結合する胸骨柄を触診する．

5 剣状突起の触診

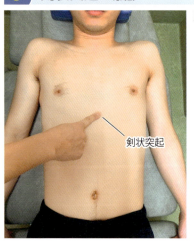

胸骨の尾側端でグッと凹んだ剣状突起を触れる．

体幹 Part 4

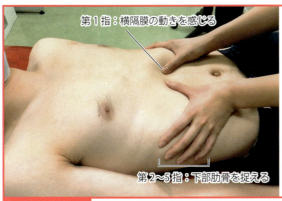

レベル1	吸気時，上腹部が上方に十分押してくる（nomal）
レベル2	吸気時，上腹部が上方に押してくるが，弱い（weakness）
レベル3	吸気時，上腹部下方に引き込まれる（abdominal paradox）

第1指：横隔膜の動きを感じる
第2〜5指：下部肋骨を捉える

Clinical Tips 横隔膜の評価[2]

両手の第2指から第5指で下部肋骨前面を捉え，両第1指にて横隔膜の動きを感じる．なお，横隔膜は腹壁を介しての触察にて評価し，レベル1〜3に分類する．この評価法は横隔膜の効率，または疲労度を評価する．よってレベルが高いほど換気能力が低下していると考えられる．COPD患者など横隔膜が平低化した症例や横隔膜神経麻痺があれば吸気時に横隔膜は上昇する（Hoover Sign）．横隔膜移動距離が低下することで換気量が低下していると考えられる．また，平低化のない高齢者でも若年者と比べ，横隔膜移動距離や換気量は低下している．

6 胸骨切痕の触診

胸骨柄の頭側端で胸骨切痕を触れる．

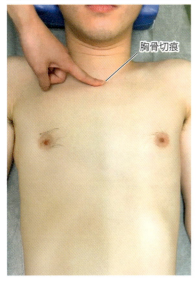

胸骨切痕

7 肋骨の触診（第1〜7肋骨）

各肋骨間を触れる．その際頭側から尾側に指を動かし，硬くゴロっとした感覚が肋骨である．

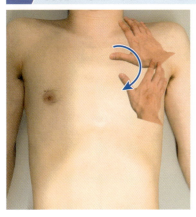

8 肋骨の触診（第8肋骨以降）

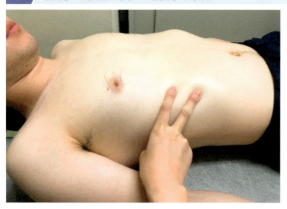

第8肋骨以降は胸骨と連結せず，上位の肋骨と結合する．

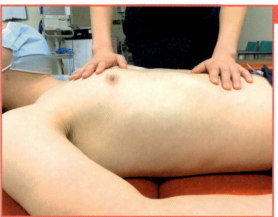

Clinical Tips 呼吸パターンの評価

胸部・腹部にそれぞれ手を置く．このとき手の重みを感じさせないように軽く添えることが重要である．
安静呼吸，深呼吸にてそれぞれの呼吸パターンを評価する．
（図2参照）

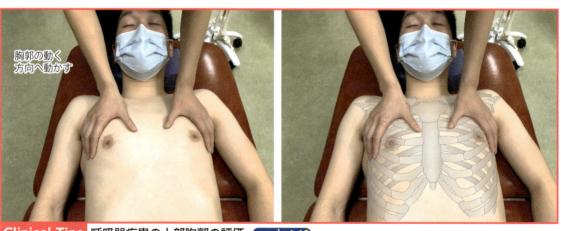

Clinical Tips 呼吸器疾患の上部胸郭の評価 movie 4-10

上部胸郭を触るときは，手のひら全面を同じ圧で，胸郭の動く方向（pump-handle movement）へ動かす．運動方向や動かすときの速さ・圧を変えずに胸郭の動きを評価する．

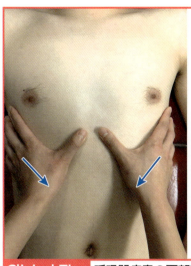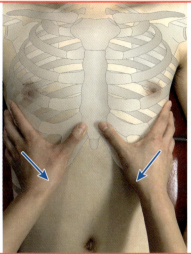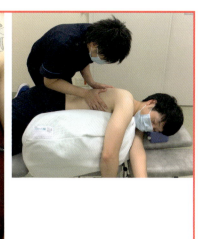

Clinical Tips 呼吸器疾患の下部胸郭の評価　movie 4-11

下部胸郭の下制の程度の評価を他動運動と自動運動で行う．自動運動は最大吸気から最大呼気で行う．
十分な呼気が行えない場合，呼吸補助筋の過活動により，上部胸郭の下制が制限される．胸郭に触れる場合，患者に痛みや不快感を与えないように胸郭の可動性を確認していく．下部胸郭を触るときは，手のひら全面を同じ圧で，胸郭の動く方向（bucket-handle movement，図7参照）へ動かす．運動方向や動かすときの速さ・圧を変えずに胸郭の動きを評価する．
横隔膜の効率的な活動を引き出すためには①胸郭のアライメントを調整し下部胸郭の運動を引き出すこと，②腹部の安定性を保障することが重要である．
胸郭を動かしていく際は，上部・下部・背部など胸郭の部位によりさまざまなポジションで評価を行う．
胸郭に触れる際の注意点として手のひら全体で胸郭を捉え，痛みや不快感を与えないように触れることが重要である．

9　肋椎関節の触診

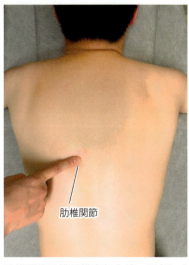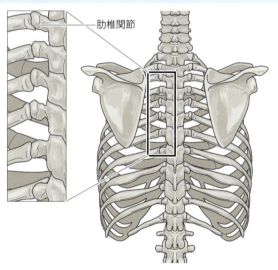

肋椎関節は椎骨横突起先端の深部にあり，脊柱中線より2横指（約2.5 cm）外側にある．

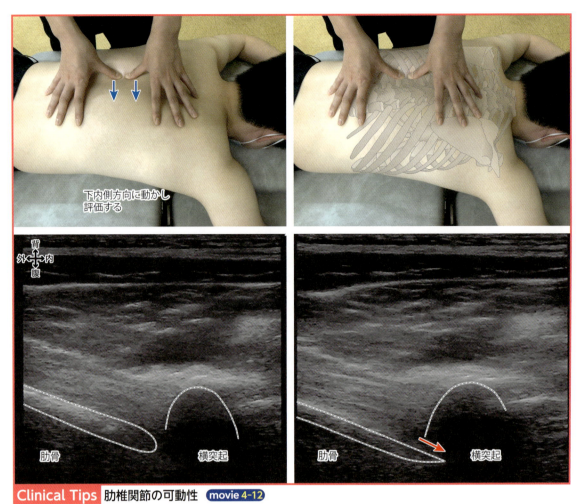

Clinical Tips 肋椎関節の可動性 movie 4-12

肋椎関節は両第1指にて下内側方向に動かし評価を行う．イメージとしては横突起の下に肋骨端が滑り込むような動きである．胸椎後彎などにより肋椎関節は前方回旋位で固定されると，肋骨の後方回旋運動は制限される．このことから吸気時に生じる肋骨の挙上が困難となり，結果として胸椎後彎角度の増加が呼吸機能と胸郭可動性を低下させる．

体幹 Part 4

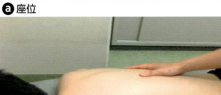
ⓐ 座位

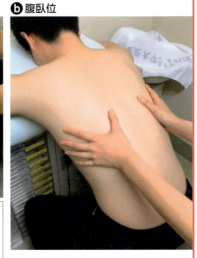
ⓑ 腹臥位

レベル1	背側への広がりが十分に感じられる (nomal)
レベル2	背側への広がりが弱い (weakness)
レベル3	背側への広がらず側方へ広がる (過剰なbucket-handle)

Clinical Tips　背部胸郭の可動性評価

背側において肺の下界は第10肋骨であるため，背部胸郭はそれ以上の部位に手を触れて評価する．背側の広がりに応じてレベル1～3に分類し，レベルが高いほど可動性が低い．背側の広がりが悪くなると，側胸部の側方への広がりが大きくなる．

■ 文献

1)「胸郭運動システムの再建法 —呼吸運動再構築理論に基づく評価と治療 第2版」（柿崎藤泰/編），ヒューマン・プレス，2017
2)「初学者のための呼吸理学療法テキスト」（堀　竜次/編，千葉一雄，他/監），メディカ出版，2010

Part 4 体幹

3 腹部
abdominal region

川村和之，三津橋佳奈，前沢智美

どういう場合に触れるのか？	何ができればいいのか？
❶ 体幹が屈曲位にある場合	➡ 体幹屈筋群の伸張性の確認
❷ 体幹屈筋群の筋力低下がある場合	➡ 体幹屈筋群の収縮の確認

1 腹部の解剖学

① 骨（図1）

- **上前腸骨棘**：腸骨稜の前方で最も突出している部位．
- **腸骨稜**：腸骨翼の上縁．上前腸骨棘と上後腸骨棘を結ぶ緩やかなカーブ．

② 筋（図2）

筋名	起始	停止	神経支配	作用
腹直筋 rectus abdominis	恥骨結合上縁	第5～7肋軟骨，剣状突起	肋間神経	体幹屈曲
外腹斜筋 external oblique	第4～12肋骨外側面	腸骨稜外唇の前方1/2，鼠径靭帯，白線	肋間神経，腸骨下腹神経	胸郭引き下げ，体幹屈曲，同側側屈，反対側回旋
内腹斜筋 internal oblique	鼠径靭帯，腸骨稜	第7～9肋骨下縁，腹直筋鞘を介して白線，胸腰筋膜		胸郭引き下げ，体幹屈曲，同側側屈，同側回旋
腹横筋 transverse abdominis	腸骨，胸腰筋膜，下位肋骨および肋軟骨内面，鼠径靭帯	腹直筋鞘，腸骨稜		第6～12肋骨引き下げ，腹圧調整，胸腰筋膜の緊張を高める

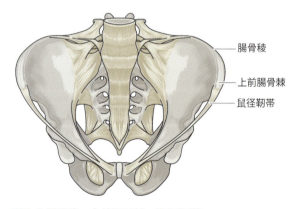

図1 ● 腸骨稜・上前腸骨棘，鼠径靭帯

- **体幹屈筋群**：体幹の屈曲に関わる筋群．腹直筋，外腹斜筋，内腹斜筋，腹横筋がある．作用については Part 4-4 図6 参照．
- **腹直筋**：白線により左右に分けられる．3〜4本の腱画により横断的に区画され，腹直筋鞘前葉を介して内腹斜筋と連結する．
- **側腹筋群**：腹直筋を除く外腹斜筋，内腹斜筋，腹横筋は合わせて側腹筋群とよばれる．外腹斜筋は内下方に，内腹斜筋は外腹斜筋に直交するように走行する．
  - ▶ **外腹斜筋**：側腹筋群のうち1番表層に位置する．外腹斜筋が収縮することにより体幹の安定化が図れ，前鋸筋による肩甲骨の上方回旋運動が可能になる．
  - ▶ **内腹斜筋**：外腹斜筋の深層に位置する．斜走線維と横走線維に分けられる．
  - ▶ **腹横筋**：内腹斜筋の深層に位置する．

③ 靭帯・その他（図2）

- **腹直筋鞘**：腹直筋を包む腱膜．前葉と後葉に分かれる．
- **白線**：腹直筋鞘の前葉と後葉が重なり合った結合組織である．腹直筋を左右に分ける．
- **鼠径靭帯**：上前腸骨棘と恥骨結節を結ぶ靭帯．内・外腹斜筋，腹横筋が付着する．

2 腹部の触診の目標

① 体幹屈筋群の伸張性の確認のための触診

体幹屈筋群のなかでもとりわけ腹直筋は脊柱から最も離れたところに位置していることから，小さな筋力で大きな脊柱運動を可能にしている．そのため，腹直筋の伸張性が低下することで，脊柱の伸展可動域が減少する．**体幹屈曲位となるようなアライメント不良が生じたときには，腹直筋の伸張性を確認する**必要がある．腹直筋は恥骨から剣状突起に付着しているため，体幹が屈曲位となる姿勢では腹直筋が短縮しやすい．

② 体幹屈筋群の収縮の確認のための触診

姿勢の違いにより，体幹筋の活動は制限を受ける．例えば，矢状面上の傾きがある円背姿勢で

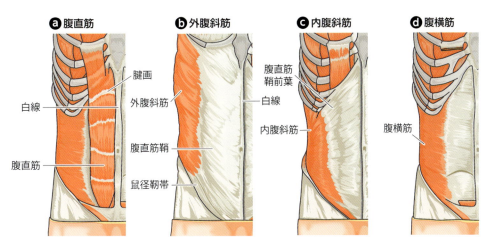

図2● 体幹前面の筋と靭帯

表1 ● 側腹筋群の触診時の特徴

筋名	特徴
外腹斜筋	・前鋸筋との境で収縮を確認できる.
内腹斜筋	・胸腰筋膜の深葉との連結がある. ・鼠径部で他の筋に覆われていない部分がある.
腹横筋	・胸腰筋膜の深葉との連結がある. ・肋骨弓下縁部分で他の筋に覆われていない部分がある.

は体幹屈筋群が，前額面上の傾きがある姿勢では側腹筋群が影響を受ける．そのため，姿勢評価と合わせて**体幹筋群の触診および収縮の確認**が必要となる．腹横筋は内外腹斜筋の深層で腹腔を囲うように走行している．3筋合わせて2 cm程度の筋厚のため，触り分けは困難である．それぞれの筋の触診時の特徴は表1のとおりである．

3 体幹屈筋群の伸張性の確認のための触診

1 腸骨稜の触診　movie 4-13

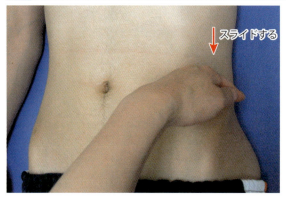

体側面を頭側から尾側方向に向かって指をスライドし，腸骨翼の上縁で腸骨稜を触診する．

2 上前腸骨棘の触診　movie 4-14

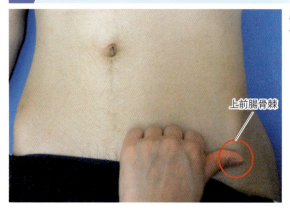

腸骨稜から前方に指を移動すると最も突出した上前腸骨棘が触診できる．

体幹 Part 4

3 腹直筋・側腹筋群の外観

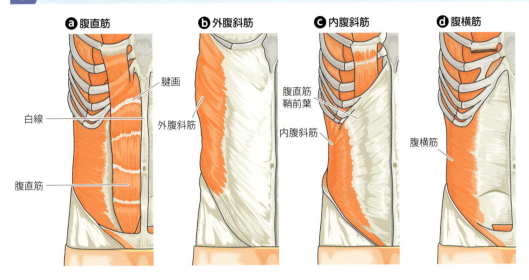

ⓐ 腹直筋　ⓑ 外腹斜筋　ⓒ 内腹斜筋　ⓓ 腹横筋

白線／腱画／外腹斜筋／腹直筋／腹直筋鞘前葉／内腹斜筋／腹横筋

4 腹直筋の位置の確認 movie 4-15

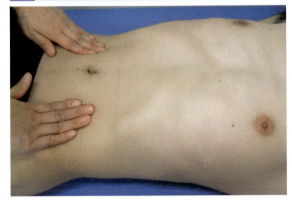

腹部中央に位置する腹直筋を触診する．

4 体幹屈筋群の収縮の確認のための触診

1 腹直筋の収縮の確認 movie 4-15

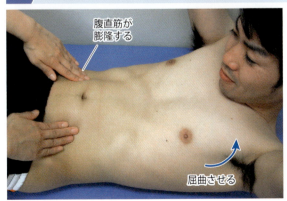

腹直筋が膨隆する／屈曲させる

肩甲骨下角が床から挙上する程度体幹を屈曲させ，膨隆する腹直筋を確認する．

149

2 外腹斜筋の位置の確認 movie 4-16

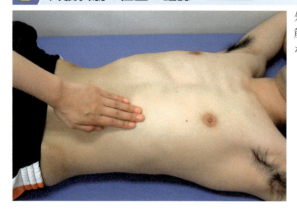

外腹斜筋の起始部である肋骨近傍で触診する．外腹斜筋はズボンのポケットに手を入れる際の前腕部のような角度で外側から内下方に走行する．

3 外腹斜筋の収縮の確認 movie 4-16

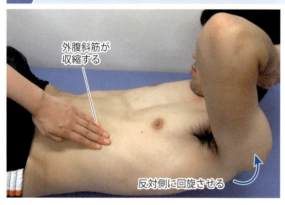

体幹を触診側と反対側に回旋させると外腹斜筋の収縮が確認できる．

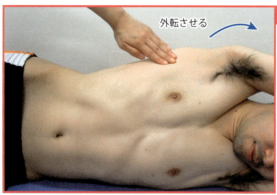

Clinical Tips 外腹斜筋の側臥位での触診法 movie 4-17

背臥位での収縮がわかりにくい場合は，側臥位で肩関節を外転させると前鋸筋の尾側で外腹斜筋を触診できる．

4 内腹斜筋の位置の確認 movie 4-18

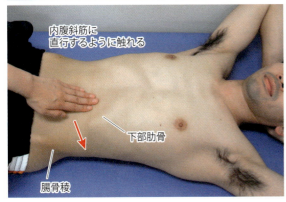

内腹斜筋は，腸骨稜から下部肋骨に向かって走行するため，内腹斜筋の走行に直交するように触診する．

5 内腹斜筋の収縮の確認 movie 4-18

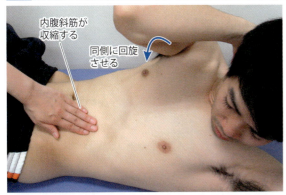

体幹を触診側と同側に回旋させると内腹斜筋の収縮が確認できる．

6 腹横筋の収縮の確認 movie 4-19

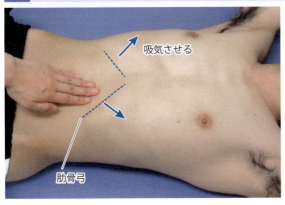

肋骨弓に指をあて腹直筋鞘の深層に位置する腹横筋を触診する．強く吸気をさせると腹横筋の厚みを確認できる．

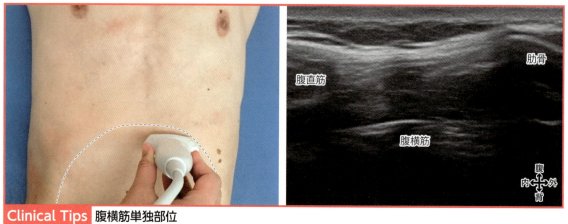

Clinical Tips 腹横筋単独部位

肋骨弓下縁部分で他の筋に覆われていない部分がある.

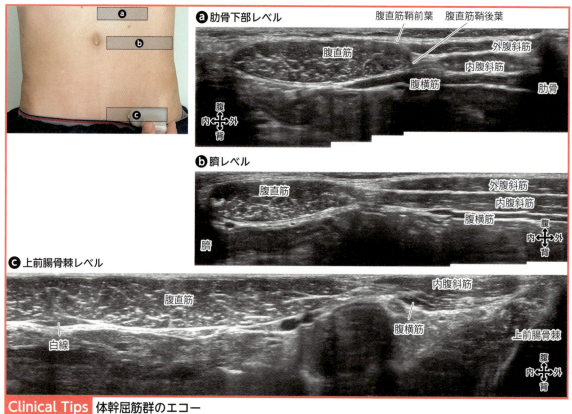

Clinical Tips 体幹屈筋群のエコー

a) 外腹斜筋と内腹斜筋は腹直筋鞘前葉, 内腹斜筋と腹横筋は腹直筋鞘後葉と連結がある.
b) 表層から外腹斜筋, 内腹斜筋, 腹横筋の順に位置している.
c) 表層には外腹斜筋は位置しておらず内腹斜筋と腹横筋のみが位置している.

Part 4 体幹

4 腰部
lumbar region

川村和之，三津橋佳奈，前沢智美

目標	どういう場合に触れるのか？	何ができればいいのか？
❶	体幹の可動域制限がある場合	➡ 可動性，アライメント評価
❷	腰背部痛を訴える場合	➡ 腰背部の圧痛検査
❸	固有背筋群の筋機能を確認する場合	➡ 外側群・内側群の収縮の確認

1 腰部の解剖学

① 骨（図1）

- **上後腸骨棘**：腸骨稜の後方で最も突出している部位．
- **棘突起**：椎骨で最も後方に突出している部位．腰椎棘突起は長方形で短い．胸椎ではTh5を境に，後下方へと向きを変える．両側の腸骨稜の頂点を結ぶ線をヤコビー線（Jacoby's line）とよび，この線上にL4棘突起が位置する．
- **仙骨**：5つの仙椎が癒合したもの．腸骨の耳状面との関節面を仙腸関節とよぶ．

② 筋（図2）

	筋名	起始	停止	神経支配	作用
内側群	腰部多裂筋 multifidus	乳頭突起，仙骨後面，上後腸骨棘	起始より3椎体上位の棘突起	脊髄神経後枝の内側枝	両側の収縮で脊柱伸展，一側の収縮で反対側回旋
外側群	最長筋 lumbar longissimus	仙骨，上後腸骨棘	胸椎横突起内側端，肋骨突起	脊髄神経後枝の外側枝	両側の収縮で脊柱伸展，一側の収縮で同側側屈・回旋
外側群	腸肋筋 lumbar iliocostalis	仙骨，腸骨稜，胸腰筋膜	下位肋骨，腰椎横突起		

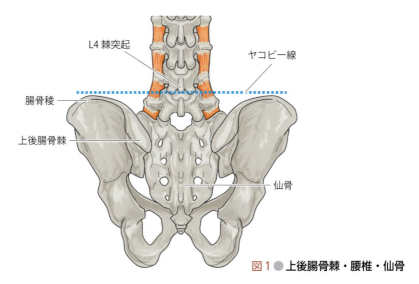

図1 ● 上後腸骨棘・腰椎・仙骨

Ⓐ 固有背筋

脊髄神経後枝の支配をうける背部筋で，もともと背部にある"固有"の筋という意味をもつ．固有背筋は，腸肋筋・最長筋など表層に位置する外側群と多裂筋など深層に位置する内側群に分類される．逆に，背部に位置するが脊髄神経前枝の支配をうける広背筋，肋間神経支配の上・下後鋸筋，脳神経支配の僧帽筋などはこれに含まれない．

- **固有背筋内側群**：深層に位置する．上位5椎体以内に付着している小さな筋で，椎体間の安定性に関与する．内側群の中には多裂筋，長・短回旋筋，半棘筋，棘筋，棘間筋があり，椎体をまたぐ数で名前が違う．
  - ▶腰部多裂筋：L5レベルで発達している．
- **固有背筋外側群**：表層に位置し，仙骨や腸骨稜から上外側方向に扇状に広がるように走行する．5椎体以上越えて付着し，外側に向かって走行する大きな筋で小さな力で大きな運動を可能にしている．腰椎レベルでは棘突起から約3 cmの部分に最長筋，約6 cmの部分に腸肋筋が位置する．
  - ▶腸肋筋：最長筋の外側に位置する．
- **広背筋**：Part1 肩関節を参照．

③ 靭帯・その他（図3）

- **胸腰筋膜**：線維性の筋膜．浅葉と深葉の2葉に分かれる．浅葉は上部では広背筋，下後鋸筋が付着し，下部では大殿筋と連結する．深葉は多裂筋をとり囲み，内腹斜筋，腹横筋が付着する．

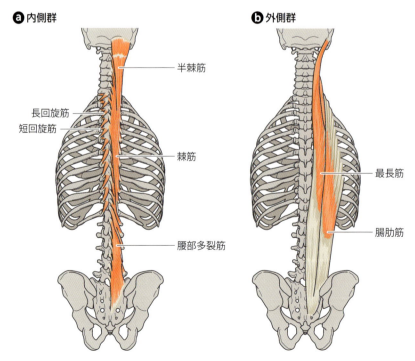

図2●腰背部の筋

2 腰部の触診の目標

① 腰部の可動性とアライメント（配列）評価のための触診

　腰部の運動は椎間関節で起こり，その形状は平面関節である．平面関節は，骨頭と関節窩の関係がない形状のため，関節運動はすべての方向に可能となるが，その範囲は狭い．椎間関節では，運動方向・範囲が，上関節突起関節面の向きに大きな影響をうける．つまり，腰椎の分節的な運動は小さいが，強調した複合運動が起こることで大きな運動を可能にしている．また，椎間板の柔軟性も腰部運動の補助的役割を担っている．

　運動範囲は屈曲・伸展運動で大きく，回旋運動はわずかな範囲であるが，腰椎前彎角度などの影響を受けるため，**姿勢アライメントの評価**も必要となる（図4, 5）．さらに，側屈に伴う反対側への回旋が起こることから，側屈の際の腰椎の動きを確認することも重要である．

- **体幹屈曲の制限**：固有背筋群の伸張性低下が問題になる（図6②③）．
- **体幹伸展の制限**：内側群（多裂筋）の機能低下，体幹屈筋群の伸張性低下が問題になる（図6①④）．

Ⓐ 上後腸骨棘

- 矢状面にて上前腸骨棘との位置関係をみた場合，2横指程度上前腸骨棘が下方にある（図7）．これよりも差がない場合，骨盤は後傾位となる．3横指以上の差がある場合は，骨盤は前傾位となる．

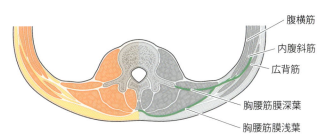

図3 ● 胸腰筋膜

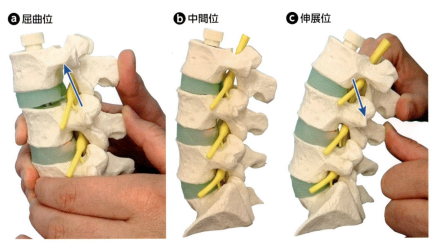

図4 ● 椎体の屈伸運動
屈曲時は上関節突起に対して下関節突起が滑り運動を起こし，伸展時は下関節突起が後下方に滑る．

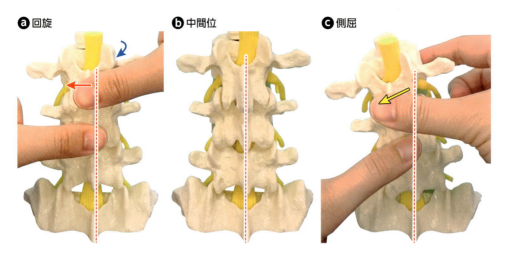

図5 ● 椎体の回旋・側屈運動
回旋運動の際，棘突起は回旋方向とは反対方向へ移動する．
側屈運動の際は反対側の回旋と側屈側の下関節突起が下方に滑る．

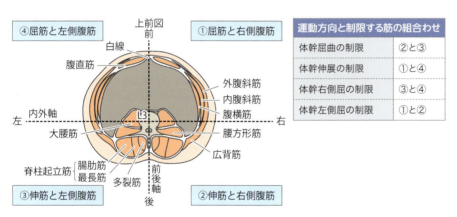

図6 ● 体幹の運動方向と制限因子

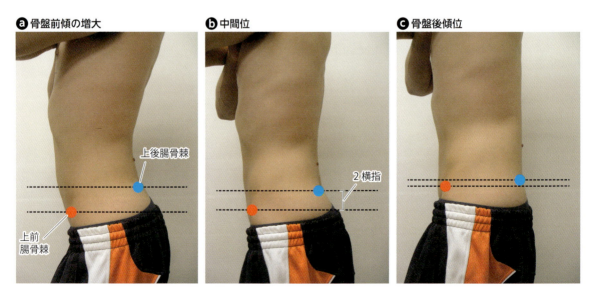

図7 ● 上後腸骨棘と上前腸骨棘の位置関係

- 大殿筋が発達している場合，立位では筋緊張が高まり，触診しにくくなることに注意する．

❸ 棘突起
- 体幹の過度な伸展により，骨挫傷が生じる場合がある．
- 体幹屈曲では，それぞれの棘突起の離開度合いで各椎体間のおおまかな運動の大小を確認することができる．
- 立位にて棘突起を確認する際，棘突起の向きにより椎体の回旋方向を予測することができる．

② 腰背部の圧痛検査のための触診

腰痛の所見をとる際，どの組織に疼痛が生じているのかを鑑別することは重要となる．

❹ 外側群：最長筋・腸肋筋
- 最長筋は伸展，腸肋筋は伸展・回旋の作用が大きい．
- 体幹伸展により圧縮ストレスを，体幹屈曲により伸張ストレスを受ける．

❺ 内側群
- 内側群には半棘筋，回旋筋，多裂筋があるがここでは多裂筋の一部とする．
- 棘突起のすぐ外側にあり，底面には横突起，表層には胸腰筋膜が位置する．
- 体幹伸展・回旋により圧縮ストレスを，体幹屈曲により伸張ストレスを受ける．

③ 外側群・内側群の収縮の確認のための触診

外側群は筋長が長く，多分節に渡って走行するため，脊柱の大きな運動を可能にする．一方で内側群は，椎弓に密着する形で分節的に付着するため，椎体間の安定性に貢献する．つまり，内側群が脊柱の安定性を提供することで，外側群が実際の脊柱運動を可能にしている．しかしながら，持続的な不良姿勢や過負荷な使用は協調した固有背筋群の活動を阻害するため，臨床では**外側群・内側群は個別に触診する**ことが必要になる．

3 腰椎・骨盤帯の触診

1 棘突起の触診 movie 4-20

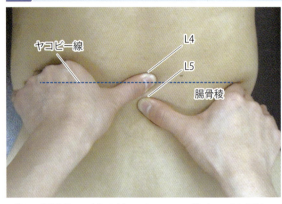
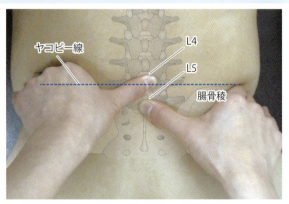

両側の腸骨稜の頂点を結んだヤコビー線上に手を置き、ヤコビー線より上方でクッと引っかかる骨がL4の棘突起、ヤコビー線上または下方でクッと引っかかる骨がL5棘突起である。

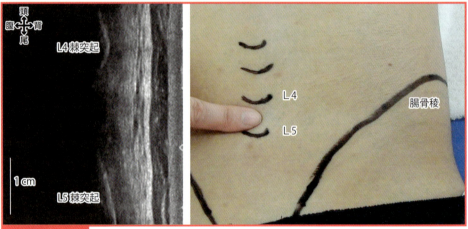

Clinical Tips 各棘突起間の目安
棘突起と棘突起の間はおおよそ指一横指分である。

2 上後腸骨棘の触診 movie 4-21

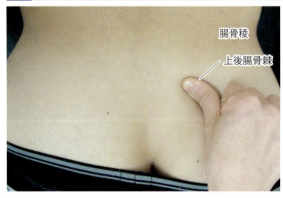

腸骨稜から後方に指を移動させると最も突出している上後腸骨棘を触診できる。大殿筋が発達している場合は、立位では触診が困難な場合がある。そのため、腹臥位にさせ大殿筋の緊張が入らない肢位にするとよい。

3 仙骨の触診 movie 4-21

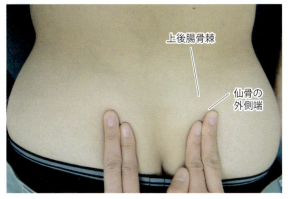

左右の腸骨間には仙骨がある．上後腸骨棘の下方に指を置き，左右にスライドさせると仙骨の外側端（仙腸関節）にクッと指が引っかかる．

4 圧痛検査，収縮の確認のための触診

1 固有背筋群の外観

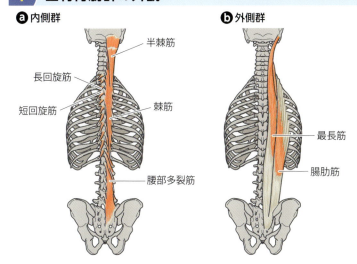

ⓐ 内側群　　　ⓑ 外側群

（内側群ラベル）半棘筋／長回旋筋／短回旋筋／棘筋／腰部多裂筋

（外側群ラベル）最長筋／腸肋筋

2 最長筋の位置の確認 movie 4-22

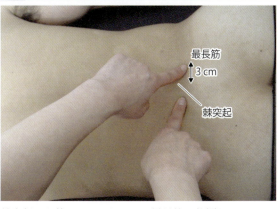
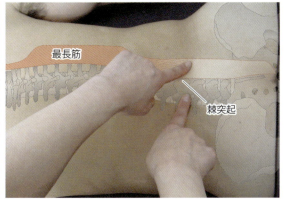

最長筋　3 cm　棘突起

棘突起から約3 cmのところに最長筋が位置している．

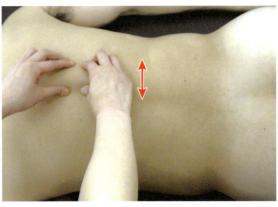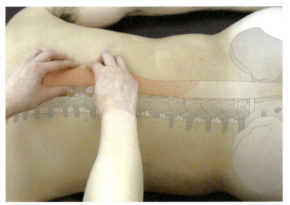

棘突起から2横指外側に指を置き内外側に指をスライドさせるとコロッとした最長筋を触診できる．

3 最長筋の収縮の確認 movie 4-22

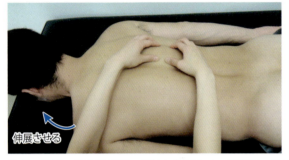

体幹の伸展に伴う最長筋の収縮を確認する．頭頸部の伸展が起こらないようにする．

4 腸肋筋の位置の確認 movie 4-23

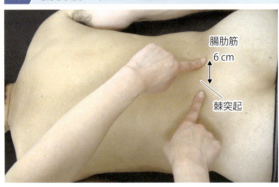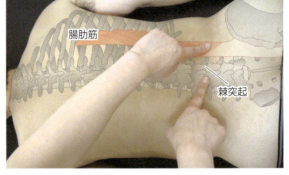

棘突起から約6 cmのところに腸肋筋が位置している．

体幹 Part 4

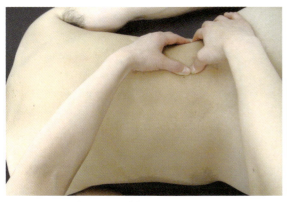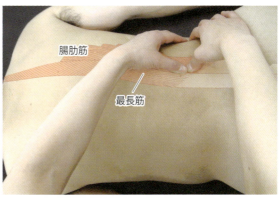

腸肋筋は最長筋の隣に位置している．
外側から指を棘突起に向かって移動させたときに腸肋筋の外側縁を触診できる．腰部から頭部に向かうにつれ段々と幅は狭くなる．

5 腸肋筋の収縮の確認 movie 4-23

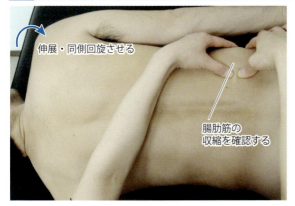

体幹の伸展・同側回旋に伴う腸肋筋の収縮を確認する．

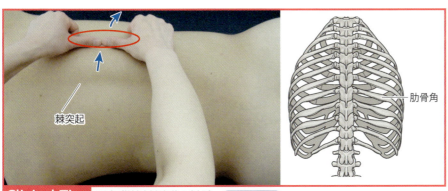

Clinical Tips 固有背筋外側群の触診 movie 4-24

固有背筋外側群は胸椎部では肋骨角よりも内側で触診できる．棘突起から外側に向かって指を滑らせると，クッと引っかかる肋骨角を触診することができる．肋骨は肋骨角を境にスッと外側へ向きを変える．

6 多裂筋の位置の確認 movie 4-25

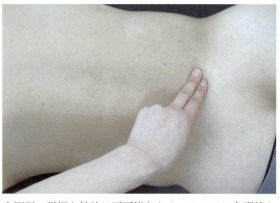 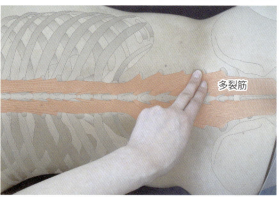

内側群の詳細な触診は不可能なため，ここでは多裂筋と表記する．
腰椎レベルでは棘突起と腸骨の間に指を置くと，多裂筋を触診できる．

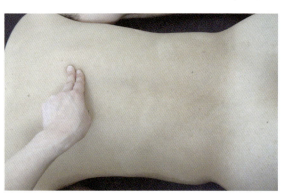 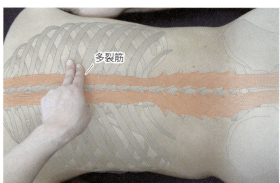

胸椎レベルでは棘突起のすぐ外側に指を置くと多裂筋を触診できる．

7 多裂筋の収縮の確認 movie 4-25

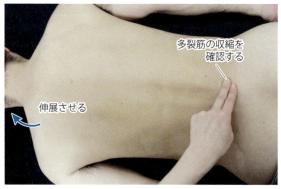

頭頸部の軽度の伸展で多裂筋の収縮を確認できる．

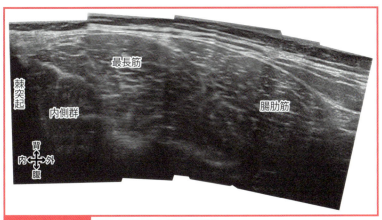

Clinical Tips 固有背筋群の位置関係

棘突起のすぐ外側に内側群，最長筋，腸肋筋と並ぶ．

Part 5 股関節

1 股関節前面
anterior hip

工藤慎太郎，北野雅之

目標	どういう場合に触れるのか？	何ができればいいのか？
	❶ 股関節の可動域制限がある場合	➡ 大腿骨頭の運動の確認
	❷ 股関節前面痛がある場合	➡ 股関節前面の圧痛検査
	❸ 股関節屈曲の筋力低下がある場合	➡ 腸腰筋の筋収縮の確認

1 股関節前面の解剖学

① 骨（図1，2）

- 寛骨：腸骨・坐骨・恥骨が癒合してできた骨．
- 上前腸骨棘（ASIS）：寛骨の前方にある隆起．
- 下前腸骨棘（AIIS）：ASISの下方・内側に存在する寛骨隆起．
- 寛骨臼：寛骨の前外側に位置する関節窩．
- 恥骨結合：寛骨の一部で，前方に存在する．
- 大腿骨頭：前方部分は寛骨臼から露出しており，触診可能である．
- 小転子：大腿骨頭の内側にある隆起．
- 大転子：Part 5-2参照．

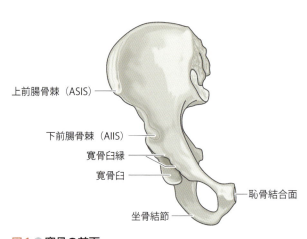

図1 ● 寛骨の前面

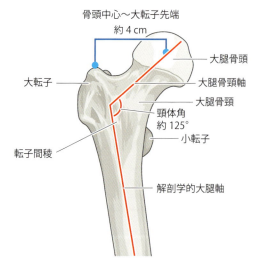

図2 ● 大腿骨頭とその位置関係

②筋（図3）

筋名		起始	停止	神経	作用
腸腰筋	大腰筋 psoas major	Th12, L1-4の椎体と椎間円板, 腰椎横突起	小転子	腰神経叢	股関節の屈曲・外旋
	腸骨筋 iliacs muscle	腸骨窩	小転子, 股関節の関節包	大腿神経	股関節の屈曲・外旋
大腿直筋 rectus femoris		直頭：下前腸骨棘 反回頭：寛骨臼上縁, 股関節の関節包	膝蓋骨を介して, 膝蓋腱を経て脛骨粗面	大腿神経	股関節の屈曲, 膝関節の伸展
縫工筋 sartorius		上前腸骨棘	脛骨粗面内側	大腿神経	股関節の屈曲・外転・外旋, 膝関節の屈曲, 下腿内旋

- 大腿直筋：大腿四頭筋のなかで唯一の二関節筋である．

③靭帯・その他（図4）

- 鼠径靭帯：上前腸骨棘と恥骨を結ぶ靭帯．
- 大腿動脈：外腸骨動脈が鼠径靭帯の深層（血管裂孔）を通過すると大腿動脈と名称を変える．大腿動脈は, 大腿内側を走行した後, 大腿後面で膝窩動脈と名称が変わる．
- 大腿神経：第2～4腰神経から分岐する．大腿前面の感覚と, 腸腰筋・恥骨筋・縫工筋・大腿四頭筋を支配する．
- スカルパ三角（図5）：鼠径靭帯, 縫工筋, 長内転筋の内縁で構成される三角形．大腿動脈・大腿神経が三角形の内側を走行する．

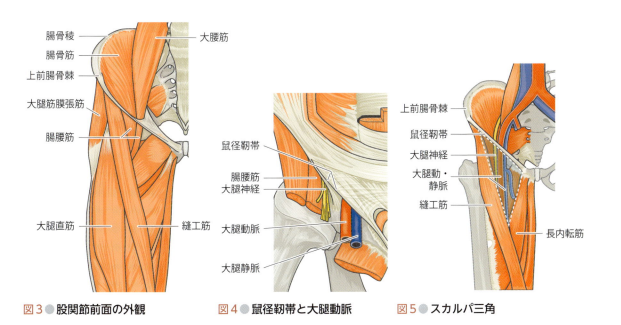

図3● 股関節前面の外観　　図4● 鼠径靭帯と大腿動脈　　図5● スカルパ三角

2 股関節前面の触診の目標

① 大腿骨頭の運動の確認のための触診

　　　　股関節屈曲運動時に，大腿骨頭は関節内で後方に滑る．仮に腸腰筋や前方関節包の拘縮が生じていると，後方への滑りが制限され，伸展運動が制限されるだけでなく，屈曲運動も制限される．そのため，股関節の運動による大腿骨頭の動きも評価するために，**大腿骨頭の運動**を触知できるようにする必要がある．特に伸展運動時の骨頭の前方移動や内外旋運動時の骨頭の運動も確認する．

② 股関節前面の圧痛検査のための触診

　　　　股関節前面の疼痛といっても，その範囲は広い．臨床現場では，股関節以外の足関節や膝関節と違い，部位の露出が難しく，衣服の上からの触診となる場合が多い．そのため，より正確な触診が求められる部位である．

　　　　股関節前面痛を主訴とするものに，鼠径部痛症候群（GPS：groin pain syndrome）とよばれるものがあり，サッカー経験者に多発するといわれている．GPSの原因は，鼠径ヘルニアや内転筋の損傷，恥骨結合炎，腸腰筋損傷など複数の病態が混在しており[1]，正確な病態把握のためにも触診が重要となる．股関節前面においては，**腸腰筋由来の疼痛，下前腸骨棘**（大腿直筋付着部）**由来の疼痛**が考えられる．またGPSでは鼠径部内側に疼痛が出現することもある．鼠径部内側にかかわる組織はPart 5-3に記載する．

Ⓐ 腸腰筋

　　　　大腿骨頭の前方を走行することから，骨頭の安定化作用を有している．このため，腸腰筋の機能低下が生じると，骨頭の前方への動揺性が増加し，股関節屈曲時の前方インピンジメントの原因となる．そのため，腸腰筋の筋緊張を評価できる必要がある．

Ⓑ 下前腸骨棘（大腿直筋付着部）

　　　　下前腸骨棘は上前腸骨棘の下内側に位置する骨隆起で，大腿直筋の起始となっている．スポーツ動作で股関節の過用が生じると，同部に伸張ストレスが加わり，疼痛が誘発される．そのため，下前腸骨棘の圧痛，大腿直筋起始部の圧痛を検査できるようにする必要がある．

③ 腸腰筋の筋収縮の確認のための触診

　　　　腸腰筋は股関節屈曲外旋に作用する筋である．純粋な股関節屈曲運動を行うためには，股関節屈曲・内旋に作用する小殿筋や中殿筋の作用も必要になる．股関節屈曲に過度な外旋や内旋が生じる際にはこれらの筋のインバランスが生じている可能性がある．そのため，**股関節屈曲運動時の腸腰筋の収縮**を確認するとともに，**圧痛**を確認することが必要になる．

股関節 Part 5

3 大腿骨頭の運動の確認のための触診

1 大腿骨頭の触診　movie 5-1

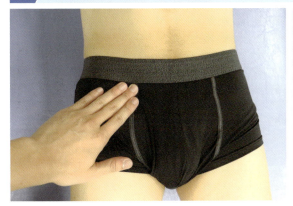
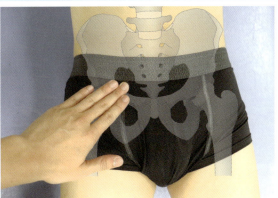

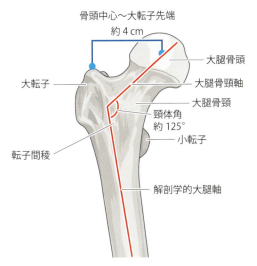

骨頭中心〜大転子先端　約4cm
大腿骨頭
大腿骨頸軸
大転子
大腿骨頸
頸体角 約125°
転子間稜
小転子
解剖学的大腿軸

大転子を触知する（大転子の触診については Part 5-2 参照）．
大転子上端から内側へ約4cm，頸体角125°[2,3)] の位置に手を置くと，ゴロッとした大腿骨頭の丸みを触知することができる．

167

2 大腿骨頭の動きの触診 movie 5-1

ⓐ 股関節中間位　　ⓑ 股関節外旋位

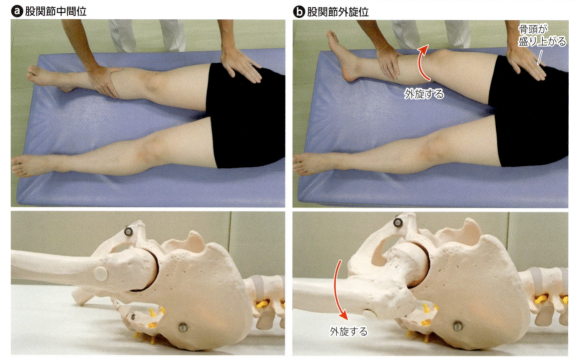

大腿骨頭に検者の手を置き，股関節の外旋を行い，奥からググッと盛り上がってくる骨頭の動きを触知する．

4 股関節前面の圧痛検査のための触診

1 下前腸骨棘の触診 movie 5-2

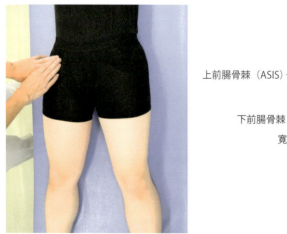
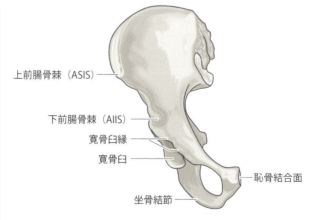

上前腸骨棘（ASIS）
下前腸骨棘（AIIS）
寛骨臼縁
寛骨臼
恥骨結合面
坐骨結節

上前腸骨棘から1横指下内側に指をずらすと硬い骨に触れる．これが下前腸骨棘である．

股関節 Part 5

2 大腿直筋の触診 movie 5-2

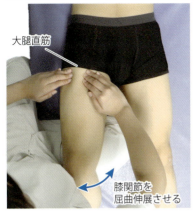
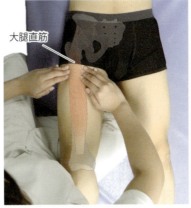

下前腸骨棘に指を置き，他動的に股関節を屈曲位とする．この状態で膝関節の自動屈曲伸展を繰り返すことで大腿直筋の筋腹の緊張に触れることができる．

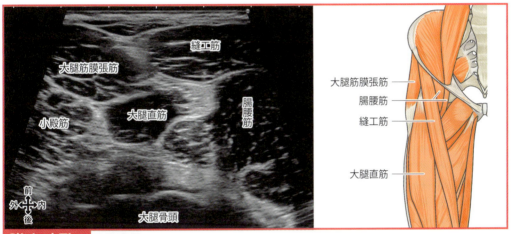

Clinical Tips 大腿直筋

大腿直筋の近位部は，表層を縫工筋，内側を腸腰筋，外側を大腿筋膜張筋と小殿筋，深層は大腿骨頭によって周囲を覆われている．股関節を屈曲する際に，腸腰筋による股関節の外旋作用と小殿筋の股関節内旋作用による協調した働きが必要となる．そのため，両筋の間に位置する大腿直筋との滑走性を確認する必要性がある．

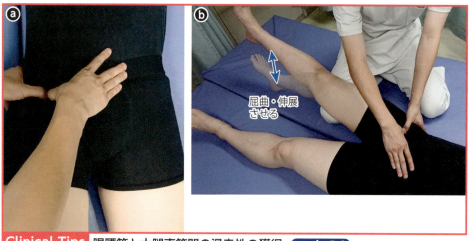

Clinical Tips 腸腰筋と大腿直筋間の滑走性の獲得　movie 5-3

a）腸腰筋間には，表層にある縫工筋の内側から，腸腰筋と大腿直筋の筋間に指を入れる．大腿直筋の内側を触知し，対側の指で腸腰筋を固定する．

b）筋間に指を入れた状態で，膝関節の屈曲伸展を繰り返すことで，腸腰筋と大腿直筋間の滑走性の改善を図る．

小殿筋間には，表層にある縫工筋の外側から，大腿直筋と大腿筋膜張筋の筋間を分け，小殿筋と大腿直筋の筋間に指を入れることができる．その後は，腸腰筋の方法と同様に膝関節の屈伸を繰り返すことで筋間の柔軟性を改善する．

5　腸腰筋の筋収縮の確認のための触診

1　鼠径靱帯の触診　movie 5-4

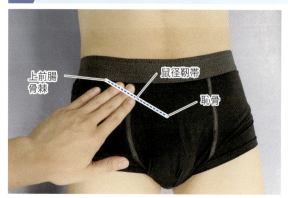

上前腸骨棘と恥骨を結んだ部分が鼠径靱帯である．
これを上下に触るとコリッとした感覚が得られる．

2 大腿動脈の触診 movie 5-4

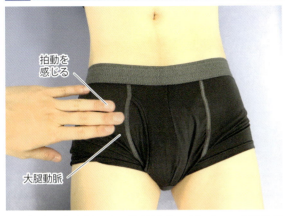
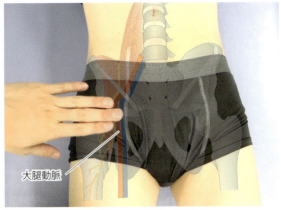

鼠径靱帯より遠位，大腿骨頭付近に手を当て，大腿動脈の拍動を感じる．

3 腸腰筋の触診 movie 5-4

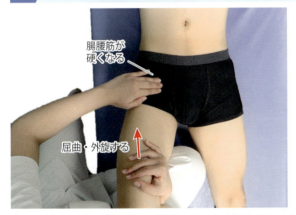

大腿動脈の外側に指を置き，股関節を屈曲・外旋することで，グッと硬くなる感覚がえられる．これが腸腰筋である．

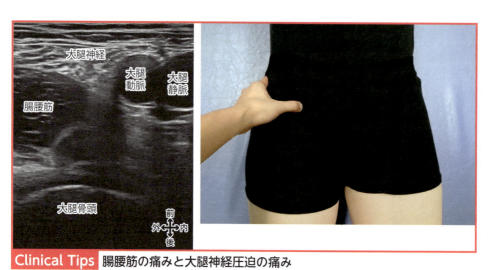

Clinical Tips 腸腰筋の滑走性
movie 5-5

腸腰筋は股関節屈曲・外旋時に外側に滑走する．この際に大腿直筋間や縫工筋間での腸腰筋の滑走が生じる．
股関節屈曲の際は，腸腰筋を外側へ誘導するとともに，縫工筋の深層を滑走させるイメージをもつとよい．

Clinical Tips 腸腰筋の痛みと大腿神経圧迫の痛み

腸腰筋の触診の際に，大腿動脈と腸腰筋の間に大腿神経が存在する．腸腰筋の圧痛を取る際に，大腿神経の圧迫による痛みを腸腰筋の痛みと誤認しないように注意したい．

■ 文献

1） Lovell G：The diagnosis of chronic groin pain in athletes：a review of 189 cases. Aust J Sci Med Sport, 27：76-79, 1995
2） Unnanuntana A, et al：Evaluation of proximal femoral geometry using digital photographs. J Orthop Res, 28：1399-1404, 2010
3） Verma M, et al：Morphometry of Proximal Femur in Indian Population. J Clin Diagn Res, 11：AC01-AC04, 2017

Part 5 股関節

2 股関節外側面
lateral hip

工藤慎太郎, 長森広起

目標	どういう場合に触れるのか？	何ができればいいのか？
	❶ 外側面に疼痛を訴える場合	➡ 股関節外側面の圧痛検査
	❷ 股関節可動域制限がある場合	➡ 股関節周囲筋の筋緊張の評価
	❸ 股関節外転筋の筋力低下がある場合	➡ 外転筋群の収縮の確認

1 股関節外側面の解剖

① 骨（図1，2）

- **腸骨**：寛骨を構成する骨の1つであり，扁平骨である．
- **腸骨稜**：腸骨上縁が上向きに弧を描く部分のことであり，前端が上前腸骨棘（ASIS），後端が上後腸骨棘（PSIS）である（Part 5-1参照）．
- **前殿筋線**：腸骨外面の前上方から後下方に向かって走る骨線．上縁前部から後縁下部の大坐骨切痕に向う弓状線を指す．
- **後殿筋線**：前殿筋線より後下方に向かって起こる短い弓状線を指す．
- **大転子**：大腿骨骨幹部より近位への延長部の骨隆起を大転子といい，大転子前面（AF：anterior facet），大転子側面（LF：lateral facet），大転子上面（SPF：superoposterior facet），大転子後面（PF：posterior facet）の4つのパートに区分される[1]（図2）.

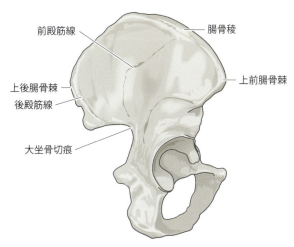

図1 ● 腸骨の外側面

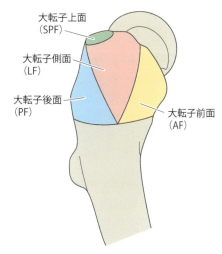

図2 ● 大転子の4部位

② 筋（図3, 4）

筋名	起始	停止	神経支配	作用
大腿筋膜張筋 tensor fascia late	上前腸骨棘	大腿筋膜となってGerdy結節	上殿神経	股関節外転・内旋
中殿筋 gluteus medius	腸骨外側の前殿筋線および後殿筋線の間	大転子外側面（LF），一部，大転子の後面（PF）	上殿神経	全体：股関節外転 前部：股関節屈曲・外転・内旋 後部：股関節伸展・外転・外旋
小殿筋 gluteus minimus	腸骨外側の前殿筋線の前方	大転子前面（AF），関節包[3]	上殿神経	全体：股関節外転 前部：股関節屈曲・外転・内旋 後部：股関節伸展・外転・外旋

- **大腿筋膜張筋**：外転筋のなかで最も表層に位置する筋である．上前腸骨棘より腸脛靭帯へと合流し大腿筋膜となって脛骨粗面外側にあるgerdy結節に停止する．
- **中殿筋**：外転筋のなかで最も大きく，中殿筋は前部後部線維に区別される．腸骨外面の前殿筋線および後殿筋線からLFと一部は大殿筋とともにPFに停止する[2]．
- **小殿筋**：外転筋で最も深層に位置する筋である．前殿筋線の前方より起始し，AFに停止をもつとともに関節包にも停止する[3]．

③ 靭帯・その他

- **大転子下滑液包**（図5）：大転子付近には多くの滑液包が存在する．特に大転子の外背側面に位置する大きい滑液包が，大転子下滑液包である[4]．
- **腸脛靭帯**（図6）：大腿筋膜が最も肥厚した部分．

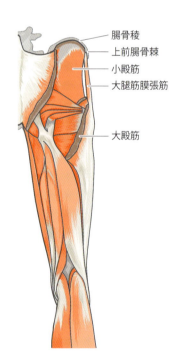

図3 ● 小殿筋

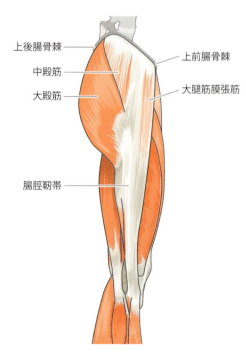

図4 ● 大腿筋膜張筋

2 股関節外側面の触診目標

① 外側面に疼痛を訴える場合の触診

　　股関節外側部の疼痛は大腿骨頸部骨折の術後や変形性股関節症で発生することが多く，臨床上頻繁に遭遇する．特に歩行のスタンス時や片脚立位といった荷重時に疼痛が誘発されることが多く，これらは**軟部組織に対する伸張ストレス**や**大転子下滑液包に対する摩擦ストレス**が原因で起こることが考えられる．しかし，これらに対する整形外科的テストは存在しないため，触知していくと同時に圧痛の確認をとることが重要となる．また，深層に位置する**関節包**や**関節唇**にも問題が生じることもあり，これらは体表から触知することはできない．そのため，整形外科的テストや収縮時痛から鑑別していく必要がある．

② 股関節可動域制限がある場合の触診

　　股関節内転制限は大腿骨頸部骨折や変形性股関節症の症例で頻繁に遭遇する．特に**腸脛靭帯の緊張亢進**が問題になる．腸脛靭帯は2層構造で，浅層では大殿筋表層の腱膜が移行し，深層では大殿筋の上3/4筋束，中殿筋・大腿筋膜張筋の筋束との連続性がある[5]．そのため，腸脛靭帯の触診だけでなく，**大殿筋や中殿筋，大腿筋膜張筋の筋緊張**を評価することも重要になる．腸脛靭帯の触診についてはPart 6-3，大殿筋の触診についてはPart 5-4を参照．

③ 股関節外転筋群の収縮確認のための触診

　　大腿骨頸部骨折の術後や変形性股関節症では，股関節外転筋力の低下が多くみられる．股関節外転筋である中殿筋は外転運動のなかでも最も強力な力を発揮する．小殿筋は中殿筋の深層に位置し，大腿骨頭を求心位に保持する筋である．そのため，小殿筋の適切な張力が得られなければ，股関節外転筋力は低下することになる．そのような場合は小殿筋を賦活させる運動療法を実施する．その際に，**小殿筋の収縮**が誘発されているかを触知できることが必要になる．

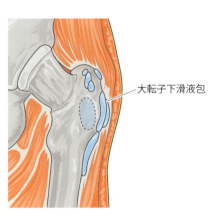

図5 ● 大転子下滑液包

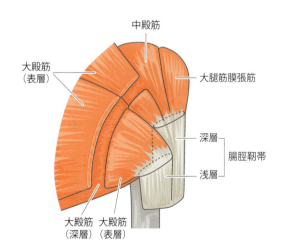

図6 ● 腸脛靭帯近位部

3 腸骨・大転子の触診

1 大転子の4部位

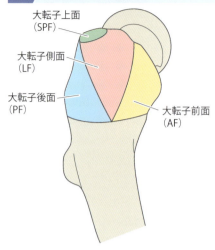

- 大転子上面（SPF）
- 大転子側面（LF）
- 大転子後面（PF）
- 大転子前面（AF）

2 大転子の触診 movie 5-6

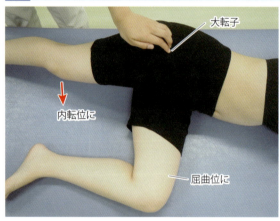
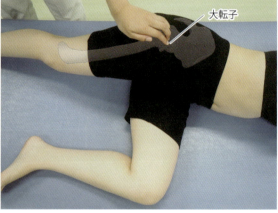

大転子の触診は側臥位で反対側の下肢を屈曲位にて実施する．触診する側の下肢を内転位にておおまかな大転子の位置を確認する．

3 大転子の詳細な触診 movie 5-6

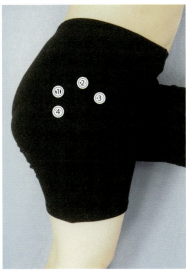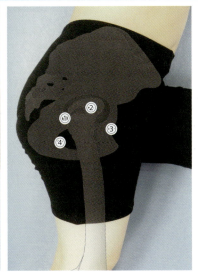

①1番突出している部分がSPFとなる．
②SPFより少し前方へ進めると骨突起がなだらかになる部分がLFである．
③さらに前方に進めていくと，骨がなくなる．そこで遠位に指を進めて骨を追っていくとAFを触れることができる．
④①から後方に指を進めると骨がなくなる．そこで遠位に指を進めて骨を追っていくとPFを触れることができる．

4 腸骨稜の触診 movie 5-7

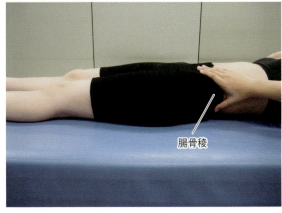

腸骨稜

背臥位もしくは側臥位で触診を実施する．頭側から尾側に向かって手掌を臍部に押し込むように圧を加えることで手掌全体で腸骨稜の位置を把握する．位置を確認したら指尖にて腸骨稜を前後に確認していく．

5 上前腸骨棘の触診 movie 5-8

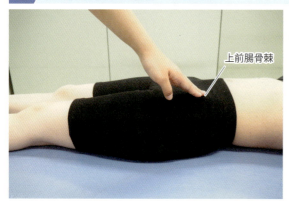

背臥位もしくは側臥位で触診を実施する．腸骨稜より腹側へと指を進めていくとカクッと落ち込む部分が出てくる．この部分が上前腸骨棘であり，左右上下に動かし，骨突起がある部分とない部分を触れ上前腸骨棘の確認を行う．

4 外転筋群の触診

1 大腿筋膜張筋の触診 movie 5-9

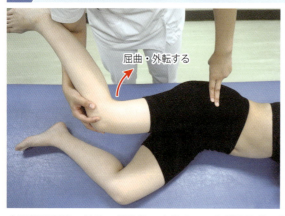
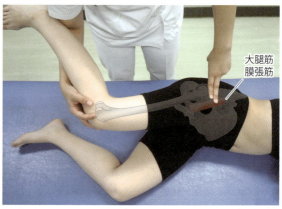

大腿筋膜張筋の触診は側臥位で実施する．上前腸骨棘より少し遠位部分を触れ，股関節の屈曲・外転運動でグッと収縮する大腿筋膜張筋を確認する．腸脛靭帯へと移行する部分まで筋収縮を追っていく．圧痛は，大腿筋膜張筋の起始部周辺および筋腹で確認する．

2 中殿筋（前部線維）の触診① movie 5-10

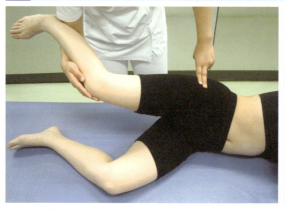
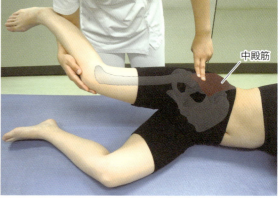

中殿筋の触診は側臥位にて実施する．中殿筋前部線維の付着部であるLFに触れ，そこから近位2～3横指部分で股関節外転運動にてグッと収縮する中殿筋前部線維を触知する．圧痛は，中殿筋の腸骨稜付近とLF付近で確認する．

股関節 Part 5

3 中殿筋（後部線維）の触診② movie 5-11

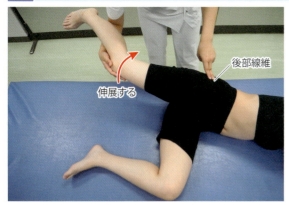

中殿筋後部線維は，PFに付着するため，上後腸骨棘とPFとの間に指をあて，股関節外転運動に伴う伸展運動でグッと収縮する後部線維を触知していく．圧痛は，PF付近で確認する．

4 外転筋のエコー観察

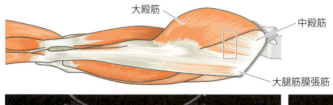

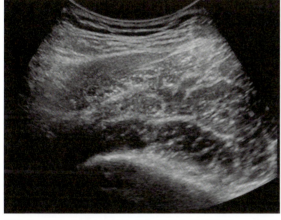
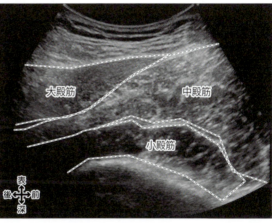

河上らによると，中殿筋は前部線維と後部線維での湿重量の割合が3：1であったと報告している[6]．そのため，中殿筋は前部線維の活動が大きいと考えられるため，臨床では，前部線維の機能がより重要になることが予想される．

5 小殿筋の触診 movie 5-12

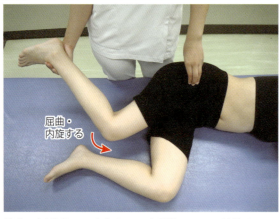
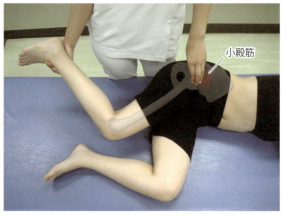

触診は側臥位にて実施する．小殿筋はAFに付着するため，AFを確認後，股関節屈曲・内旋運動にて深部よりモコッと押し上げてくる小殿筋を触知する．圧痛は，AF付近で確認する．

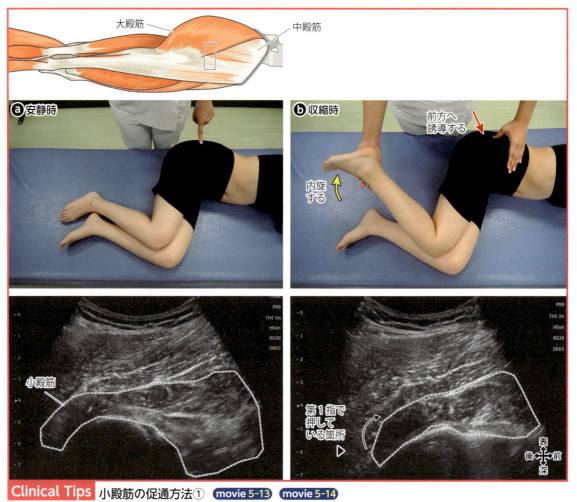

Clinical Tips 小殿筋の促通方法① movie 5-13 movie 5-14

小殿筋の促通は側臥位で実施する．工藤によると小殿筋は収縮すると前方に滑走する[7]．そのため，股関節内旋運動に伴い，第1指で後方から前方へと向かって小殿筋を誘導することで収縮を促通することが可能となる．

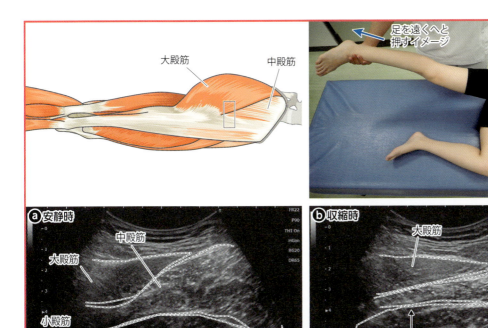

Clinical Tips 小殿筋の促通方法②

室伏らによると小殿筋は低負荷における等尺性収縮は中殿筋よりも活動量が多かったとしている[8]．そのため，自動運動もしくは低負荷を加えながらの等尺性収縮運動を促すことで小殿筋の促通が可能となる．

■ 文献

1) Pfirrmann CW, et al：Greater trochanter of the hip：attachment of the abductor mechanism and a complex of three bursae--MR imaging and MR bursography in cadavers and MR imaging in asymptomatic volunteers. Radiology, 221：469-477, 2001
2) Pfirrmann CW, et al：Greater trochanter of the hip：attachment of the abductor mechanism and a complex of three bursae--MR imaging and MR bursography in cadavers and MR imaging in asymptomatic volunteers. Radiology, 221：469-477, 2001
3) Beck M, et al：The anatomy and function of the gluteus minimus muscle. J Bone Joint Surg Br, 82：358-363, 2000
4) Williams BS & Cohen SP：Greater trochanteric pain syndrome：a review of anatomy, diagnosis and treatment. Anesth Analg, 108：1662-1670, 2009
5) 「運動器疾患の「なぜ？」がわかる臨床解剖学」（工藤慎太郎/編著）pp134，医学書院，2012
6) 河上敬介：股関節の動きを肉眼的解剖学視点から考える．理学療法学，38：611-612, 2011
7) 「運動療法の「なぜ？」がわかる超音波解剖」（工藤慎太郎/編著）pp112-125，医学書院，2014
8) 室伏祐介，他：等張性収縮における小殿筋筋活動と中殿筋筋活動の比較-ワイヤ筋電図を用いて-．理学療法科，31：597-600, 2016

Part 5 股関節

3 股関節内側面
medial hip

工藤慎太郎，長森広起

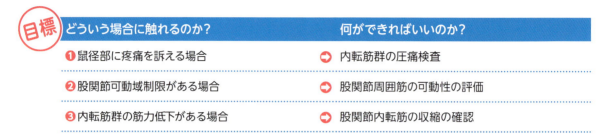

目標	どういう場合に触れるのか？	何ができればいいのか？
❶	鼠径部に疼痛を訴える場合	内転筋群の圧痛検査
❷	股関節可動域制限がある場合	股関節周囲筋の可動性の評価
❸	内転筋群の筋力低下がある場合	股関節内転筋の収縮の確認

1 股関節内側面の解剖

① 骨（図1）

- 恥骨：寛骨の前下部を構成する骨．
- 恥骨結節：恥骨櫛の前端の上方に突出する小さな突起．鼠径靱帯が付着する．
- 恥骨上枝：恥骨体上部の三角柱状の部分をさし，この部分には筋の付着はない．
- 恥骨下枝：閉鎖孔の下部を構成し，坐骨枝と結合する部分．内転筋群の起始となる．
- 恥骨結合：左右の恥骨を結合する線維軟骨．
- 恥骨櫛：恥骨結節から外上方へと向かって鋭い骨稜となった部分．

② 筋（図2）

筋名	起始	停止	支配神経	作用
長内転筋 adductor longus	恥骨結合，恥骨結節，恥骨稜下部	大腿骨粗線内側唇中央1/3	閉鎖神経	股関節屈曲，内転
薄筋 gracilis	恥骨結合の外側	脛骨粗面の内側	閉鎖神経	股関節屈曲，内転，膝関節屈曲，下腿の内旋
大内転筋 adductor magnus	恥骨下肢，坐骨枝，坐骨結節，坐骨結節下内側	殿筋粗面内側，粗線内側唇最上部，粗線内側唇中央部，粗線内側唇下部，内転筋結節	閉鎖神経 坐骨神経	股関節屈曲・伸展・内転
恥骨筋 pubic muscle	恥骨櫛	大腿骨上部の恥骨筋線	大腿神経・閉鎖神経	股関節内転・屈曲・外旋
外閉鎖筋 obturator externus	閉鎖膜と閉鎖孔の外側面	大腿骨転子窩	閉鎖神経	股関節内転・外旋

- 長内転筋：スカルパ三角を構成する筋の1つであり，内転筋群のなかでは最も表層に位置する．起始部では，腹直筋と結合組織性の連結をもつ[1]．
- 薄筋：内転筋群のなかで唯一の二関節筋である．
- 大内転筋：内転筋群のなかで最も大きい内転筋．
- 恥骨筋：股関節内転筋群の中で唯一，大腿神経に支配されている内転筋である．
- 外閉鎖筋：深層外旋6筋の1つであるが，閉鎖神経に支配される内転筋である．最も深層に位置する筋であるため触知することはできない．

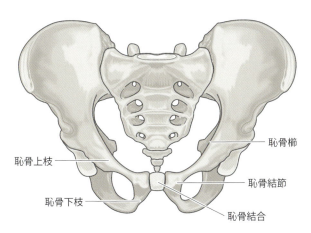

図1 ● 恥骨の解剖

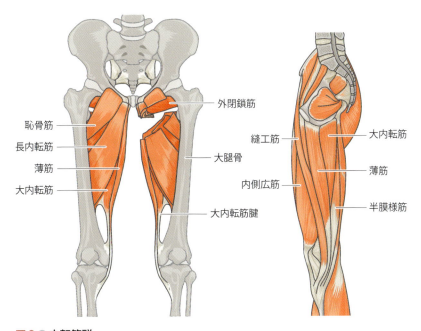

図2 ● 内転筋群

③ 靱帯・その他

- **閉鎖神経**：腰神経叢の枝．腰神経叢から分岐後，小骨盤へ向かって下降する．閉鎖動静脈とともに閉鎖膜を貫通し，大腿内側を下降する．内転筋群を支配するとともに，大腿内側の領域の感覚を司る（図3）．

2 股関節内側面の触診目標

① 鼠径部に疼痛を訴える場合の触診

鼠径部の疼痛は，疼痛発生部位を明確にすることが難しく，原因が定かでないことも多い．そのため，鼠径部痛症候群（GPS：groin pain syndrom）とよばれ，治療に難渋することも多い．

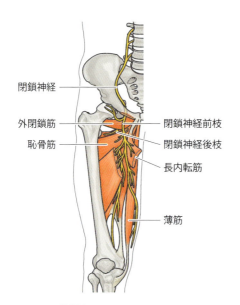

図3●閉鎖神経

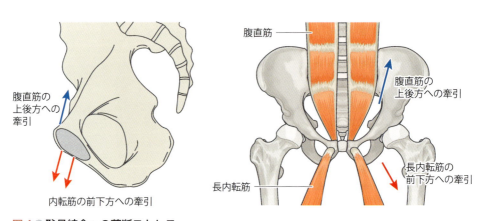

図4●恥骨結合への剪断ストレス

鼠径部痛が発生する要因を知り，確実に触って，圧痛所見をとることが求められる．

Ⓐ恥骨結合の炎症

恥骨結合には，長内転筋・腹直筋が付着する．腹直筋と長内転筋は結合組織性の連結があり，この連結は張力伝達機構としての可能性を有していることが考えられている[2]．これらの筋が収縮することにより，恥骨結合部への後上方（posterior-superior）および前下方（anterior-inferior）への伸張・剪断ストレスが生じることで疼痛が誘発されることが考えられる[3]（図4）．そのため，**恥骨結合**と**腹直筋**，**長内転筋**の触診が必要である（腹直筋の触診はPart 4-3参照）．

Ⓑ閉鎖神経の絞扼

閉鎖神経は鼠径部内側および大腿内側部の知覚を支配している．そのため，この神経の絞扼性神経障害が生じると，鼠径部痛が発生する[4]．閉鎖神経は，閉鎖膜を貫通し，その後，長内転筋，恥骨筋と短内転筋の間を走行する（図5）．この部分には疎性結合組織が多く存在している．そのため，内転筋の肉離れや筋膜の炎症などが生じ，疎性結合組織が硬くなると神経の滑走性が低下

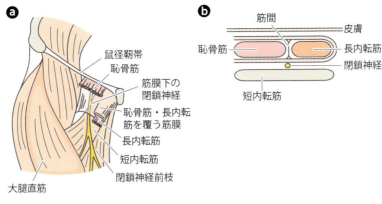

図5 ● 閉鎖神経の絞扼部位

することが考えられる．閉鎖神経は深層に位置するため，直接触れることは難しい．そのため，これらの病態を知りながら，**内転筋群の伸張性**や**筋緊張**を評価する必要がある．

②股関節可動域制限がある場合の触診

　股関節は三次元的な運動が可能な臼状関節である．大腿骨頭が求心位をとれるように，多くの筋や関節包・靭帯が張力を発生し，股関節の円滑な運動が可能になる．鼠径部では恥骨筋や外閉鎖筋，短内転筋の走行は股関節を求心位に保持するうえで重要になる．これらの筋の過緊張や短縮により大腿骨頭は求心位をとれなくなり，股関節の可動域制限が生じる．しかし，これらの筋は深層に位置するため，体表から触知することが難しい．そのため，筋の作用を考慮して伸張したり，収縮させたりできることが望ましい．

　また，内転筋群は全体として股関節外転を制限する．特に股関節屈曲位での外転では，**大内転筋の後方部分**が伸張され，伸展位での外転では，**長内転筋**や**薄筋**，**大内転筋の前方部分**が伸張される．そのため，これらの筋を直接触れて，伸張できる技術が内転筋群に対する理学療法で求められる．

③股関節内転筋群の収縮の確認のための触診

　股関節内転筋群のうち，内転運動に最も寄与するのが大内転筋である．また，後方から起始する筋束は内転運動だけでなく伸展運動にも寄与する．大内転筋は股関節屈曲位からの伸展運動時に最も活動する．特に，深屈曲の状態からの立ち上がりや昇段動作時の単脚支持においては大内転筋が強く活動する．歩行動作においては，矢状面上で大殿筋下部線維とともに荷重応答期に働き，股関節を安定化させようとする．

　長内転筋は，大内転筋に次いで内転運動に寄与し，股関節の屈曲作用ももつ．歩行時には立脚終盤から遊脚初期に下肢の振り出しを行うために活動する[5]．長内転筋は股関節屈曲角度において作用が変化する．股関節伸展位では，屈曲に作用するが，深い屈曲位では伸展に作用する[6]．

　これらの筋機能が低下すると，股関節の不安定化や周囲筋への過負荷が生じてしまうことが考えられるため，内転筋群でも**どの筋が筋力低下しているのか**を考えて収縮を確認していくことが必要である．

3 恥骨の触診

1 恥骨結合の触診① movie 5-15

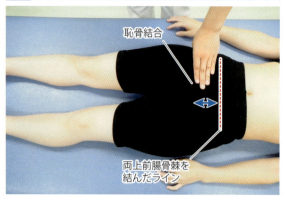

背臥位で触診を実施する．
手掌にて上前腸骨棘を触知し，両上前腸骨棘を結んだ線より約4～5横指下方に恥骨結合が位置する．

2 恥骨結合の触診② movie 5-15

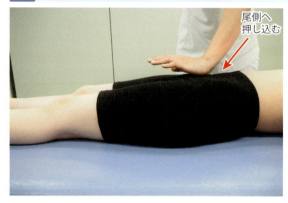

頭側から尾側へと手掌にて，押し込むことでゴロっとした骨突起に触れる．これが恥骨結合である．

3 恥骨結節の触診 movie 5-16

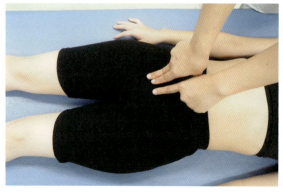

恥骨結合より1～2横指外側に指を置き，尾側から頭側に向かって引っ掛けるようにコリッとした骨突起が恥骨結節である．

4 内転筋群の触診

1 内転筋群の外観

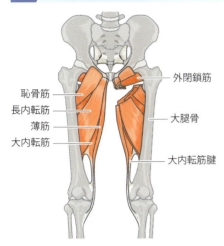

2 長内転筋の触診　movie 5-17

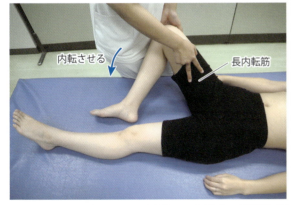
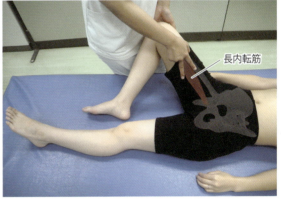

触診は背臥位で実施する．膝関節45°屈曲位で股関節外転により長内転筋のレリーフを触れることができる．そこから股関節内転運動を行わせ，ボコッと収縮する長内転筋を恥骨結合まで確認する．圧痛は，長内転筋の筋腹および恥骨結合付近で確認する．

3 大腿近位1/3でのエコー観察

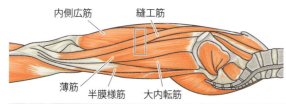

エコーによる観察では，大腿近位1/3において長内転筋外側縁と縫工筋内側縁下との間には大腿神経・大腿動静脈が存在することがわかる．そのため，動脈の拍動に触れて筋の位置を確認することも1つの方法となる．

また，鼠径部痛の多くは，これらの筋に圧痛が出現することが頻繁にあるため，圧痛の確認は重要となる．

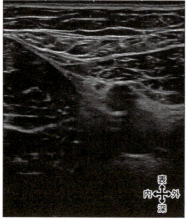
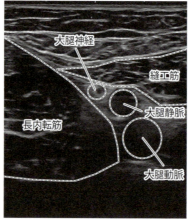

4 薄筋の触診 movie 5-18

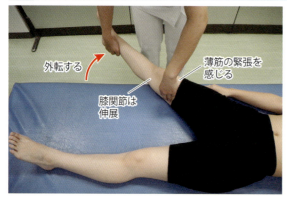

触診は背臥位で実施する．薄筋は股関節内転筋のなかでも唯一の二関節筋である．膝関節伸展位下腿外旋での股関節外転運動による薄筋の伸張で筋の緊張を確認する．

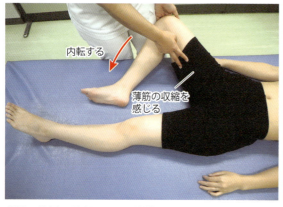
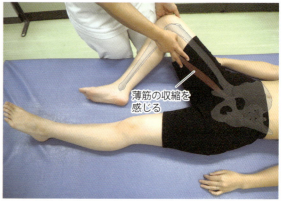

薄筋の位置を確認したら，開排位にて股関節内転運動による収縮を近位まで確認する．圧痛は，脛骨粗面内側付近で確認する．

5 大内転筋の触診 movie 5-19

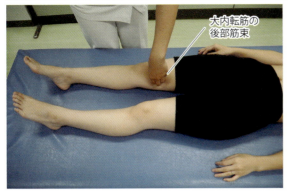

触診は背臥位で実施する．大内転筋は後部筋束（大内転筋腱）のみが触知できる．大腿骨内側顆から内転筋結節を触れ，2～3横指近位部分で指を押し込むようにあてがう．

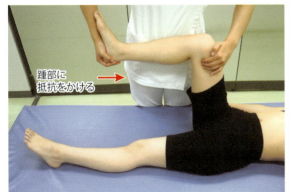 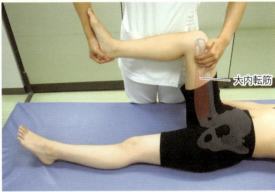

股関節屈曲・膝関節90°屈曲位にて，踵部に抵抗をかけながら股関節伸展運動を行う．ボコッと深層から押し上げてくる大内転筋の後部筋束を触れていく．圧痛は，坐骨結節内側および内転筋結節付近で確認する．

6 大腿内側遠位1/3でのエコー観察

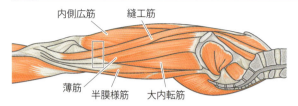

大内転筋前部筋束は表層の内転筋群に覆われているため触知が困難である．また，大内転筋後部筋束も縫工筋・薄筋に覆われているため，触知する際は，大腿遠位1/3の部分で薄筋・縫工筋間に指を押し込み触知するのがポイントとなる．

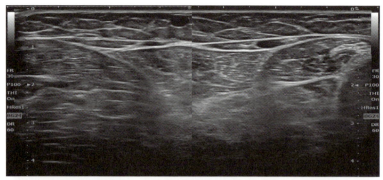

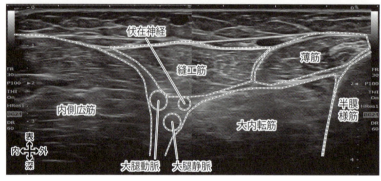

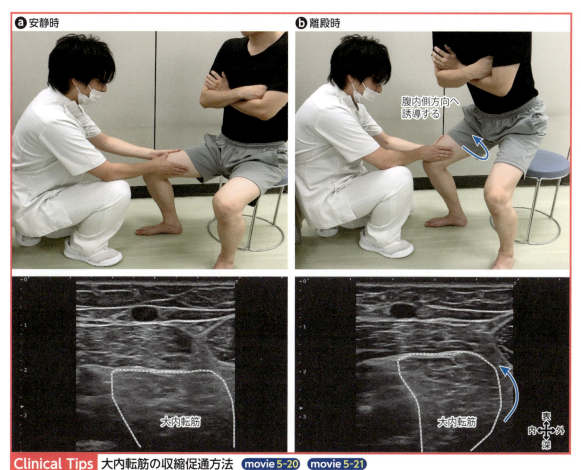

Clinical Tips 大内転筋の収縮促通方法　movie 5-20　movie 5-21

立ち上がり動作の大内転筋の収縮促通では，離殿時に筋の誘導を行う．手掌で内転筋群を捉え，離殿する際にグッと前内側方向への誘導を行うことで大内転筋の促通を行うことが可能である．

エコーによる大内転筋の動態は，立ち上がり動作の際に背内側へと滑走する．

■ 文献

1) Robinson P, et al：Cadaveric and MRI study of the musculotendinous contributions to the capsule of the symphysis pubis. AJR Am J Roentgenol, 188：W440-W445, 2007

2) Robertson BA, et al：The anatomy of the pubic region revisited：implications for the pathogenesis and clinical management of chronic groin pain in athletes. Sports Med, 39：225-234, 2009Bradshaw C, McCrory P, et al：Obturator nerve entrapment a cause of groin pain in athletes. Am J Sports Med .1997；25：402-8.

3) William C, Meyers, et al：Anatomic basis for evaluation of abdominal and groin pain in athletes. Sports Med, 55-61, 2005

4) Bradshaw C, et al：Obturator nerve entrapment. A cause of groin pain in athletes. Am J Sports Med, 25：402-408, 1997

5) Lyons K, et al：Timing and relative intensity of hip extensor and abductor muscle action during level and stair ambulation. An EMG study. Phys Ther, 63：1597-1605, 1983

6) Németh G & Ohlsén H：In vivo moment arm lengths for hip extensor muscles at different angles of hip flexion. J Biomech, 18：129-140, 1985

Part 5 股関節

4 股関節後面
posterior hip

工藤慎太郎，北野雅之

目標	どういう場合に触れるのか？	何ができればいいのか？
❶	股関節伸展の筋力低下がある場合	股関節伸筋の収縮の確認
❷	股関節可動域制限がある場合	深層外旋六筋の筋緊張の確認
❸	殿部に痛みがある場合	股関節後方組織の圧痛検査

1 股関節後面の解剖学

① 骨 （図1）

Ⓐ 骨盤
- **上後腸骨棘（PSIS）**：腸骨粗面に存在する2つの骨突起の上方．後仙腸靱帯が付着する．
- **下後腸骨棘（PIIS）**：腸骨粗面に存在する2つの骨突起の下方．後仙腸靱帯が付着する．
- **腸骨**：寛骨の上方部分をなす骨．
- **仙骨**：5つの仙椎が癒合した骨．
- **坐骨**：寛骨の下方部を構成する骨．
- **坐骨結節**：坐骨後下方の骨隆起．ハムストリングスが付着する．

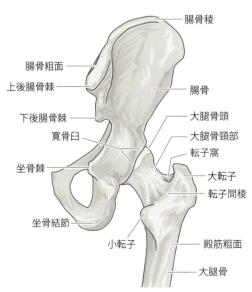

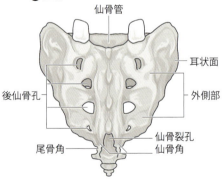

図1 ● 股関節後面の骨

- 坐骨棘：坐骨後縁の三角形の棘状の突起．仙棘靭帯の付着部．大坐骨孔と小坐骨孔の境界．

❸ 大腿骨
- 大腿骨頸部：大腿骨頭の下方に存在するくびれ．
- 大転子：Part 5-2参照．中殿筋の停止部．
- 小転子：大腿骨頸部の下方にある骨隆起．腸腰筋の停止部．
- 転子窩：大転子と大腿骨頸部の間の窪み．
- 転子間稜：大転子と小転子を結んだ明瞭な隆起．大腿方形筋の停止部．
- 殿筋粗面：大腿骨の後方に存在する大殿筋の停止部．

② 筋（図2）

筋名		起始	停止	神経	作用
大殿筋 gluteus maximus		仙骨後面，胸腰筋膜，仙結節靭帯，上後腸骨棘，腸骨の後方	上部：腸脛靭帯 下部：殿筋粗面	下殿神経	股関節伸展 上部：外転 下部：内転
深層外旋六筋	梨状筋 piriform	仙骨	大腿骨大転子の先端	仙骨神経叢	股関節外旋，外転，内旋
	内閉鎖筋 obturator internus	閉鎖膜と閉鎖孔外周の内側面	大腿骨転子窩，股関節関節包		股関節外旋，内転，伸展
	上双子筋 gemellus superior	坐骨棘	大腿骨転子窩，股関節関節包		股関節外旋，内転，伸展（肢位によって外転）
	下双子筋 gemellus interior	坐骨結節	大腿骨転子窩，股関節関節包		股関節外旋，内転，伸展（肢位によって外転）
	大腿方形筋 quadratus femoris	坐骨結節の外側縁	大腿骨転子間稜		股関節外旋，内転
	外閉鎖筋 obturator externus	閉鎖膜と閉鎖孔外周の外側面	大腿骨転子窩，股関節関節包	閉鎖神経	股関節内転，外旋
ハムストリングス	大腿二頭筋長頭 biceps femoris long head	坐骨結節	腓骨頭	脛骨神経	股関節伸展，膝関節屈曲，下腿外旋
	半腱様筋 semitendinosus	坐骨結節	脛骨粗面内側		股関節伸展，膝関節屈曲，下腿内旋
	半膜様筋 semimembranosus	坐骨結節	脛骨内側顆，斜膝窩靭帯，後内側関節包，内側半月板，膝窩筋の筋膜		股関節伸展，膝関節屈曲，下腿内旋

- 大殿筋：大殿筋は内外転の運動軸の上部（外転作用）を上部筋束，下部（内転作用）を下部筋束に分けられる．
- ハムストリングス：坐骨結節から起始し，股関節伸展と膝関節屈曲に作用する二関節筋の総称．
  - ▶大腿二頭筋長頭：大腿後面の外側を下降する．
  - ▶半腱様筋：大腿後面の内側を下降する．鵞足を構成する．
  - ▶半膜様筋：半腱様筋の深層を下降する．

③ 靭帯・その他（図3, 4）

- 仙棘靭帯：仙骨と坐骨棘を結ぶ靭帯．
- 仙結節靭帯：坐骨結節から扇状に広がり，下後腸骨棘や仙骨外側縁に付着する．
- 閉鎖孔，閉鎖膜：坐骨結節の上方に存在する寛骨の穴とその穴を埋める膜組織．内閉鎖筋と外

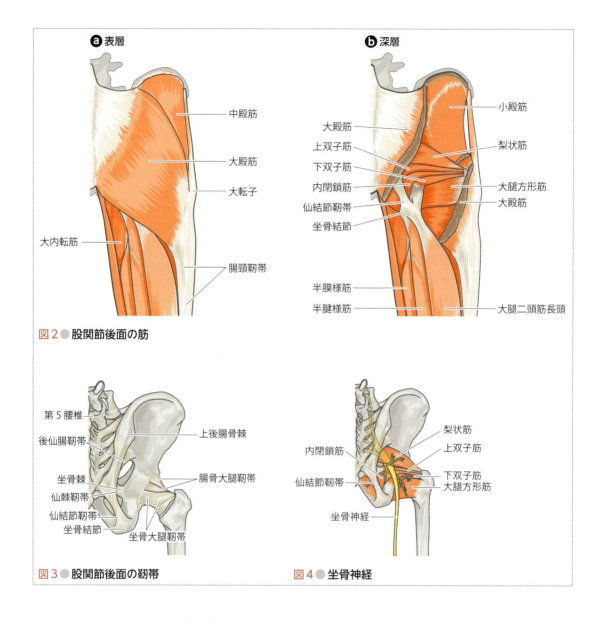

図2 ● 股関節後面の筋

図3 ● 股関節後面の靱帯

図4 ● 坐骨神経

閉鎖筋の起始，閉鎖神経が通過する．
- **坐骨神経**：人体最大の直径と長さをもつ末梢神経．

2 股関節後面の触診の目標

① 股関節伸展の筋力低下がある場合

　股関節伸展の主要な筋は大殿筋，ハムストリングス，大内転筋である．なかでも**大殿筋**はヒトにおいて発達した筋の1つで，二足歩行においては踵接地から強く活動する．また座位や立位で，大腿部が固定されているときは，大殿筋の収縮で骨盤の位置が変わる．そのため身体重心の制御にも大きな役割を担っており，その筋力低下が問題になる．筋力を評価する際も触診が重要になるが，特に立位姿勢の保持や片脚立位において，大殿筋の収縮が得られているかは，廃用が進んだ高齢者の立位練習をする上で重要になる．その際大殿筋の各筋束の収縮が得られているかを確

認できる触診技術が求められる．
　また，大殿筋の筋力が低下している例ではハムストリングスや大内転筋が過活動になっている例も臨床上多く経験する．そのため，股関節伸展時に大殿筋やハムストリングスの筋緊張を評価する必要がある．

②股関節可動域制限がある場合

　股関節運動中の大腿骨頭の正常な運動を獲得するには，股関節の求心性が大事になる．深層外旋六筋は股関節軸の近くを通過し，求心力を発揮する筋であり，安定した股関節運動に重要である．そのため，深層外旋六筋の伸張性の低下は，股関節の求心性を乱し，大腿骨頭の正常な運動を阻害することになる．深層外旋六筋は厚い大殿筋の後方に位置するので体表上から直接触れることは難しいが，深層外旋六筋の位置を理解した触診技術が求められる．

③殿部に痛みがある場合

　股関節の後方は，大殿筋が表層のほとんどを覆っている．そのため殿部の疼痛というと大殿筋由来の疼痛が考えられる．しかし，その深部には深層外旋六筋や，坐骨神経，仙腸関節周囲に存在する靭帯組織が存在する．なかでも，仙腸関節周囲の靭帯組織には疼痛の受容器も豊富に存在する[1]．殿部に痛みがある場合，**大殿筋**や**深層外旋六筋**，**坐骨神経の圧痛**を評価するとともに，**仙腸関節周囲の評価**も必要になる．

3　骨盤の触診

1　上後腸骨棘の触診　movie 5-22

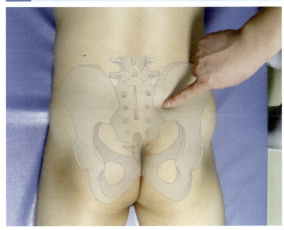

腹臥位にて，腸骨稜の後縁を後方に進めていき，最初のゴロッとした骨隆起を触れる．これが上後腸骨棘である．

2 下後腸骨棘の触診 movie 5-22

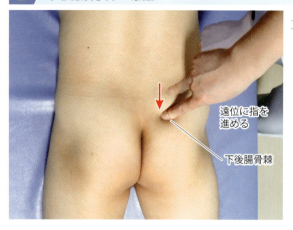

上後腸骨棘から遠位に指を進め，小さなコロッとした下後腸骨棘の骨隆起を触れる．

遠位に指を進める
下後腸骨棘

4 大殿筋とハムストリングスの触診

1 大殿筋・ハムストリングスの外観

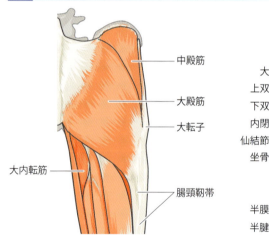
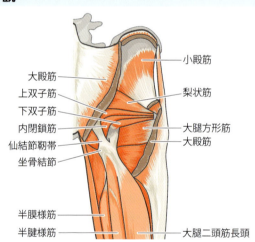

中殿筋
大殿筋
大転子
大内転筋
腸脛靱帯
大殿筋
上双子筋
下双子筋
内閉鎖筋
仙結節靱帯
坐骨結節
半膜様筋
半腱様筋
小殿筋
梨状筋
大腿方形筋
大殿筋
大腿二頭筋長頭

2 坐骨結節の触診 movie 5-23

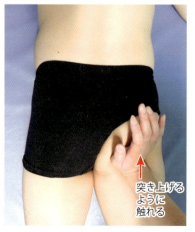

殿裂に手を置き，近位外側に向かって，突き上げるように触れると，検者の小指球付近でゴリッとした骨部位が触れる．それが坐骨結節である．

突き上げるように触れる

3 仙結節靱帯の触診 movie 5-23

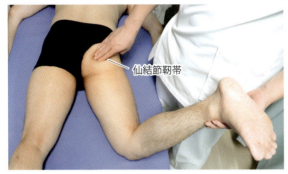

股関節伸展・内旋位として，大殿筋下部の緊張を緩める．坐骨結節より近位内側に指を置き，深層でゴロッとした硬さを触れ，近位内側に向かって仙結節靱帯が索状になっていることを確認する．

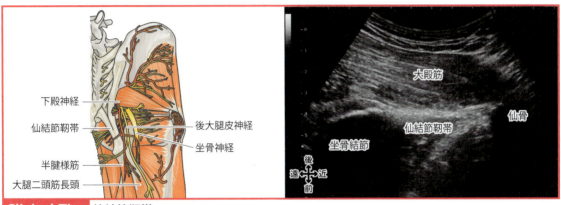

Clinical Tips 仙結節靱帯

仙結節靱帯は坐骨結節から近位に拡がるように走行する密性結合組織である．この靱帯の周囲には疎性結合組織が多く存在し，その周囲には梨状筋下孔から骨盤腔外に出る下殿神経や後大腿皮神経，坐骨神経が下降する．そのため，仙結節靱帯周囲の組織の拘縮は下殿神経領域や坐骨神経領域の疼痛に関与する可能性がある．また仙結節靱帯とハムストリングスの起始腱は境界不明瞭であり，ハムストリングスの肉離れ後などにもこの周囲は拘縮を引き起こす可能性が考えられる．そのため，この周囲の圧痛所見は肉離れ後の大腿後面の違和感においても重要になる．

4 ハムストリングスの触診 movie 5-23

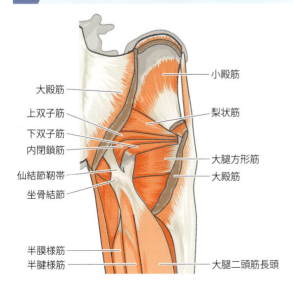

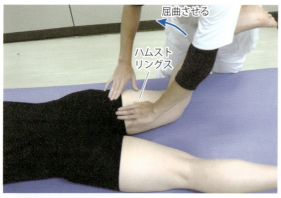
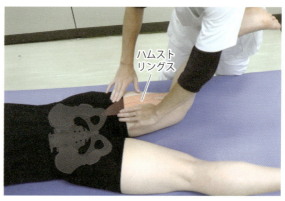
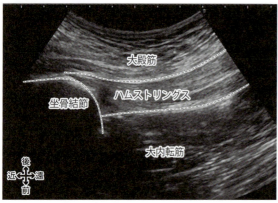

被検者の膝関節を自動屈曲させることで，坐骨結節から起始する，コリッとした起始腱が触知できる．ハムストリングスは起始部である坐骨結節では共同腱となっているため，この部分でのハムストリングスの触り分けは難しい．さらに，坐骨結節には前方に大内転筋の起始があり，触診の際には注意したい．

5 大殿筋上部筋束の触診 movie 5-24

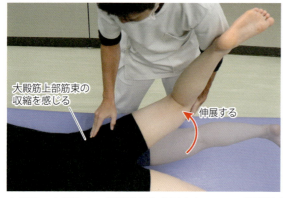

大殿筋の上部筋束は股関節外転作用もあるため，股関節外転位で伸展運動を行わせる．大転子の後方に指を置き，股関節伸展した際のボコッとした収縮を感じながら，上後腸骨棘から外側へ触診を進める．

6 大殿筋下部筋束の触診 movie 5-24

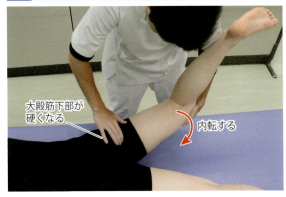

坐骨結節の遠位部で殿部と大腿の境界に指を置き，股関節外転位から内転運動を行う．それにより大殿筋下部（筋束）がグッと硬くなる硬度の変化を確認する．

5 深層外旋六筋の触診

1 梨状筋の触診 movie 5-25

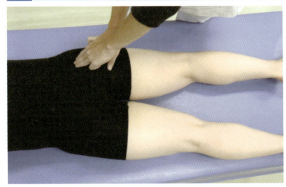
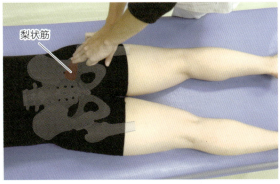

下後腸骨棘の遠位から大転子最上端を結んだ線上に手を置き，横断するように手を動かし，大殿筋の深層にコロッとした筋腹を感じる．これが梨状筋である．

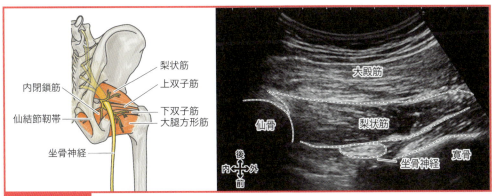

Clinical Tips 坐骨神経の位置と圧痛

梨状筋下縁部からは坐骨神経が走行しているため，圧痛所見を確認する際に，坐骨神経の押圧による痛みが生じている可能性も考えて圧痛を取る必要がある．

文献

1) Sakamoto N, et al：An electrophysiologic study of mechanoreceptors in the sacroiliac joint and adjacent tissues. Spine (Phila Pa 1976), 26：E468-E471, 2001

Part 6　膝関節

1 膝関節前面
anterior knee

工藤慎太郎

目標	どういう場合に触れるのか？	何ができればいいのか？
	❶ 膝屈曲可動域制限がある場合	➡ 膝蓋骨の可動性の評価と治療
	❷ 膝前面痛を訴える場合	➡ 膝前面の圧痛検査
	❸ 大腿四頭筋の筋力低下がある場合	➡ 大腿四頭筋の収縮の確認

1 膝前面の解剖学（図1）

①骨

- **膝蓋骨**：いわゆるお皿．人体最大の種子骨である．
- **脛骨粗面**：脛骨近位前縁に存在する骨隆起．膝蓋靭帯（膝蓋腱）に引っ張られることで膨隆する．

②筋（図2）

筋名	起始	停止	神経支配	作用
内側広筋 vastus medialis	大腿骨粗線内側唇	膝蓋骨を介して，膝蓋靭帯を経て，脛骨粗面	大腿神経	膝関節伸展，下腿内旋
外側広筋 vastus lateralis	大腿骨粗線外側唇，大転子下部			膝関節伸展，下腿外旋
中間広筋 vastus intermedius	大腿骨骨幹部中央			膝関節伸展

- **大腿四頭筋**：膝関節伸展に作用する唯一の筋．中間広筋は深層に位置する．

③靭帯・その他

- **膝蓋靭帯**：膝蓋骨と脛骨粗面を結ぶ靭帯（大腿四頭筋と脛骨粗面を結ぶと考えると膝蓋腱）．
- **膝蓋支帯**：膝蓋骨および膝蓋靭帯の両側に位置する縦走線維束で，内側広筋・外側広筋と連続する腱膜と両筋の表層を覆う広筋膜と合わさった強い膜状の結合組織性被膜であり，関節包の一部分である．
- **膝蓋大腿靭帯**（図3）：膝蓋骨と大腿骨を結ぶ靭帯．膝蓋骨を大腿骨に押し付け，安定性を高めることで，膝蓋骨側方動揺を制動する．
  - ▷ 内側膝蓋大腿靭帯（MPFL）：膝蓋骨の外側移動を制動する．膝蓋骨脱臼で重要である．
  - ▷ 外側膝蓋大腿靭帯（LPFL）：膝蓋骨の内側移動を制動する．
- **膝蓋下脂肪体**（図4）：膝蓋靭帯や膝蓋支帯の深層に位置する脂肪組織．半月板と結合している．疼痛の受容器が多い．

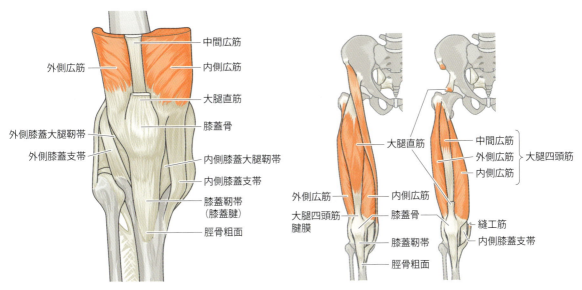

図1 ● 膝関節前面（外観）

図2 ● 大腿四頭筋（外観）

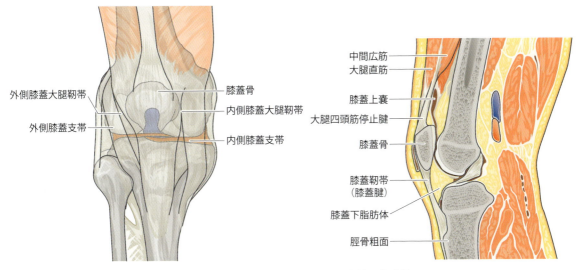

図3 ● 膝蓋支帯と膝蓋大腿靭帯

図4 ● 膝蓋下脂肪体

2 膝前面の触診の目標

① 膝蓋骨の可動性の評価と治療のための触診

　膝蓋骨は膝蓋大腿関節上で，三次元的な可動性を有している．屈曲するときには大腿骨に対して下降，水平面上での内旋（11.4°），前額面上での外旋（6.2°）が生じ，わずかな側方移動も可能である（図5）．膝蓋骨の動きの制限により生じる問題は表1のとおりである．

② 膝前面の圧痛検査のための触診

　膝前面の疼痛は膝前面部痛症候群（AKPS：anterior knee pain syndorome）と呼ばれる．AKPSでは疼痛を発生させる組織の鑑別が重要になる．

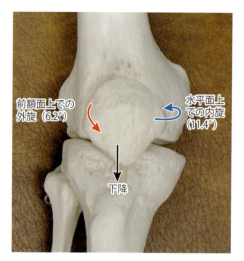

表1 ● 膝蓋骨の動きの制限により生じる問題

制限	生じる問題
上方移動	膝蓋下脂肪体の柔軟性低下
下方移動	大腿四頭筋や周囲の筋膜の伸張性低下
水平面上での内旋	外側広筋，腸脛靱帯の伸張性低下
前額面上での外旋	MPFL，外側広筋，腸脛靱帯の伸張性低下

図5 ● 屈曲運動時の膝蓋骨の三次元挙動

Ⓐ 膝蓋大腿関節面
- 膝蓋骨と大腿骨の膝蓋面での圧縮ストレスにより疼痛が生じる．
- 膝蓋骨の辺縁を触診できる必要がある．

Ⓑ 膝蓋骨上外側
- 膝関節屈曲位で体重を支持すると，膝蓋骨には外側広筋の収縮により上外側に引きつけられる．この外力により膝蓋大腿関節には圧縮ストレスが加わるが，膝蓋骨には牽引ストレスが発生する．
- 特に骨化が不十分な成長期に強い伸張ストレスが加わることで，膝蓋骨の上外側が離開することがある．これを**分裂膝蓋骨**と呼ぶ．
- 分裂膝蓋骨では膝蓋骨上外側の圧痛が著明になる．そのため，膝蓋骨の辺縁を触診できる必要がある．

Ⓒ 膝蓋靱帯，膝蓋支帯
- 荷重位での大腿四頭筋の強い収縮により膝蓋靱帯や膝蓋支帯には強い伸張ストレスが加わる．
- この伸張ストレスにより，膝蓋靱帯の膝蓋骨付着部，膝蓋靱帯の脛骨付着物（脛骨粗面），膝蓋靱帯中央部（膝蓋靱帯実質部），膝蓋靱帯内側部（内側膝蓋支帯）に圧痛が生じる．
- そのため膝蓋靱帯を4つの部位に分けて触診する必要がある．

Ⓓ 膝蓋下脂肪体
- 膝蓋下脂肪体は膝蓋靱帯，膝蓋支帯の深層で滑膜の表層に位置している．疼痛の受容器が多く，痛みを感じやすい組織である．特に，柔らかい脂肪体であるため，外傷や術後には拘縮を起こしやすい．
- 膝蓋支帯や膝蓋靱帯と区別した触診技術が必要になる．

③ 大腿四頭筋の収縮の確認のための触診

　大腿四頭筋は唯一の膝関節伸筋である．大腿直筋は唯一の二関節筋であるが，膝蓋骨の近位部で腱膜状になり，この腱膜に外側広筋・内側広筋が付着する．また両筋ともに膝蓋骨や周囲の結合組織に付着する筋束が存在するため，先述した膝蓋骨の側方移動に大きく関与する．

また，内側広筋は伸展最終域で作用すると考えられている．しかし，膝関節伸展最終域では中間広筋も働いている．とくに臨床上，他動的な膝関節伸展可動域まで自動運動では伸展できない（extension lag）ことがある．原因を最終域で作用する内側広筋と考えることがあるが，内側広筋のみではなく，3つの広筋群の筋力低下と考えて触診することが必要になる．

さらに膝関節伸展は大腿四頭筋が力源となり，膝蓋骨を上方に引き上げ，膝蓋靱帯が張力を伝えることで達成される．そのためextension lagが存在した時には，膝蓋骨の可動性や膝蓋靱帯の周囲の拘縮にも注目する必要がある．

3 膝蓋骨の触診

1 膝蓋骨の前面の触診

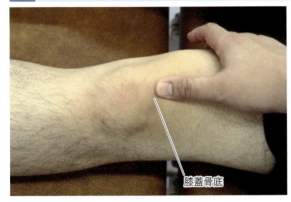

膝の前面で硬い骨に触れる．

2 膝蓋骨底と膝蓋骨尖の触診

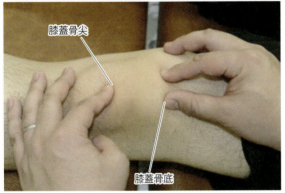

近位端（膝蓋骨底）と遠位端（膝蓋骨尖）を触れる．

3 膝蓋骨の前面の触診

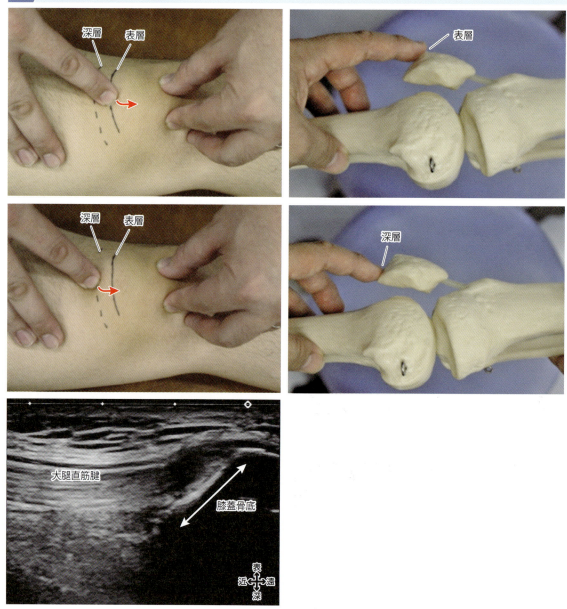

膝蓋骨底は深さがあるため，表層の骨縁のみではなく，深層の骨縁を触れることが重要になる．膝蓋骨表層で触れる上縁から1cm程度近位に深層の上縁が位置する．

4 内側縁と外側縁の触診

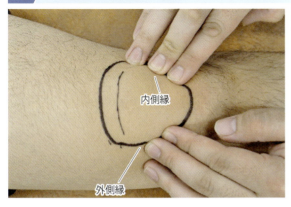

膝蓋骨底と膝蓋骨尖を結ぶ内側縁と外側縁をトレースする．

5 膝蓋骨の模型前額面

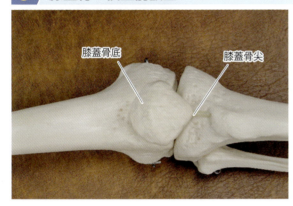

膝蓋骨は決して丸い構造ではなく，下方に凸の三角形の構造になっている．

6 膝蓋骨の可動性の検査

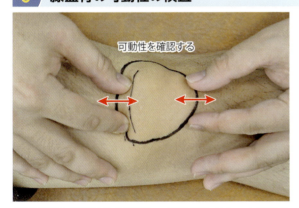

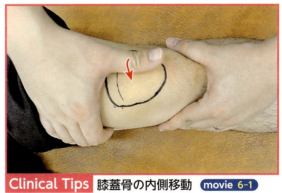

Clinical Tips 膝蓋骨の内側移動　movie 6-1

膝蓋骨底と膝蓋骨尖を把持し，近位遠位方向への可動性を確認する．

特に水平面上での内・外側への移動は，単純に外側から内側へ押すのではなく，大腿骨膝蓋面の窪みを意識して外側を前面から押すことで内側へ移動させることが重要になる．

7　内側膝蓋大腿靭帯の触診

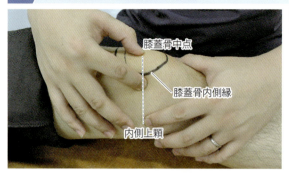

膝蓋骨の長軸の中点と大腿骨内側上顆を結ぶ線と膝蓋骨の内側縁の交点に指を置く．

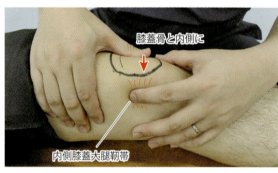

膝蓋骨を内側に変移し，内側膝蓋大腿靭帯の緊張を触れる．

8　膝蓋靭帯の触診

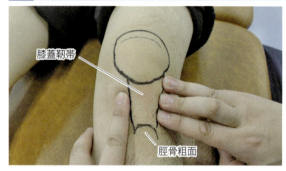

膝蓋骨尖と脛骨近位端部前縁の骨隆起（脛骨粗面）を結ぶ，線状で硬い膝蓋靭帯を触れる．

9　膝蓋支帯の触診

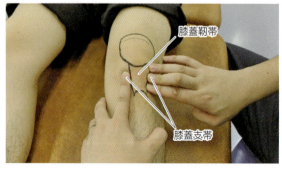

膝蓋靭帯の内・外側に指を置き，側方に指をずらすと，硬い部分からカクッと柔らかい部分になる．これが膝蓋支帯である．膝蓋支帯を介して，膝蓋下脂肪体を触れる．

10 膝蓋下脂肪体の触診

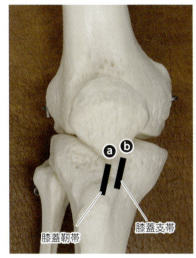
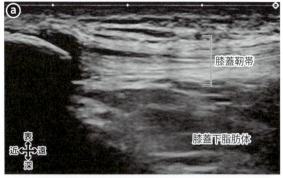
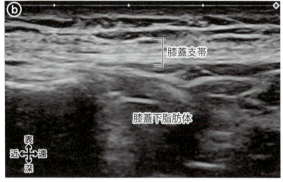

膝蓋靱帯および膝蓋支帯の深層には膝蓋下脂肪体が位置する．また，aの膝蓋靱帯は，bの膝蓋支帯より分厚い．そのため膝蓋下脂肪体の厚みは膝蓋靱帯の表層からではなく，膝蓋支帯の表層から触れる方がよい．

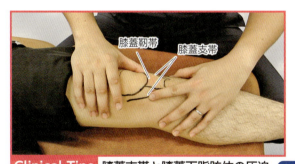

Clinical Tips 膝蓋支帯と膝蓋下脂肪体の圧迫 movie 6-2

膝蓋支帯の部分に指を置き，近位～遠位に指をずらすと膝蓋支帯と皮膚の滑走性が確認できる．しかし，その部位で，膝蓋靱帯に向かって内外側方向に圧迫すると，膝蓋下脂肪体がよく動く．同じ部位を圧迫しても指の操作の違いで圧痛所見が異なることを理解する．

4 大腿四頭筋の触診

1 大腿四頭筋の外観

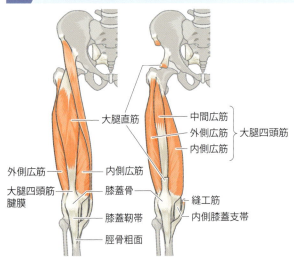

2 大腿四頭筋の腱膜の触診

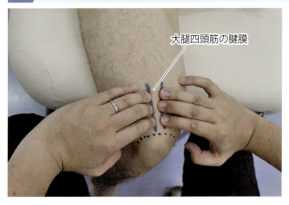

膝蓋骨底の上方にてコロッとした大腿四頭筋の腱膜を触知する．

3 内側広筋の位置の確認

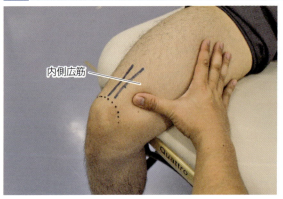

大腿直筋の腱膜の内側かつ表層に位置する内側広筋を触知する．

膝関節 Part 6

4 内側広筋の収縮の触診

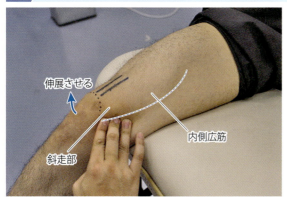

膝関節伸展運動に伴う内側広筋の収縮を触知する．特に膝蓋骨内側縁に指を置き，近位に向けて触知することで，内側広筋の遠位部（内側広筋斜走部）が触れる．

5 外側広筋の収縮の確認

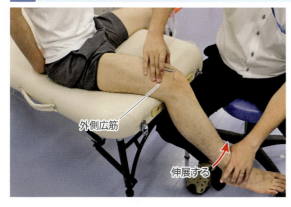

外側広筋は大腿四頭筋腱の外側に位置するため，その位置で収縮を触知する．

6 外側広筋の位置の確認

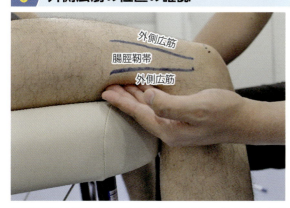

外側広筋は腸脛靱帯の後方にも位置する．そのため大腿後外側で腸脛靱帯（青線）を越え，2〜3横指後方で，クッと指が深く入る部分（外側筋間中隔）を触れる．

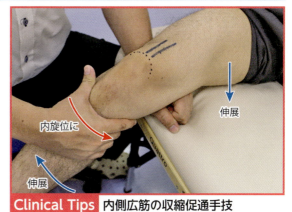

Clinical Tips 内側広筋の収縮促通手技

内側広筋は膝・股関節の伸展（➡）とともに収縮させる．下腿内旋位（➡）で収縮を促すと良い．

7 中間広筋の位置

ⓐ 長軸

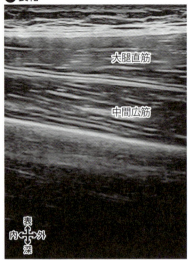

ⓑ 短軸

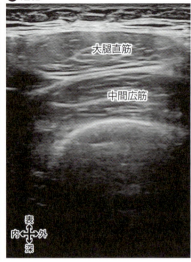

中間広筋は大腿前面遠位深層に位置し，表層に大腿直筋が位置するため，体表から筋腹を触診できない．

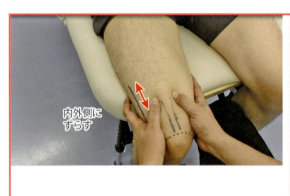
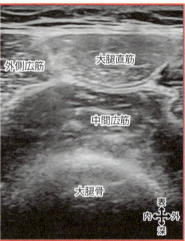

Clinical Tips 中間広筋の徒手操作 movie 6-3

大腿前面遠位部で内側，外側から深層に向かって挟み込むように把持し，内外側にずらす．
この操作により中間広筋の内外側への滑走性を確認できる．

Part 6 膝関節

2 膝関節内側〜後内側面
medial-posterior medial knee

工藤慎太郎，北山佳樹

目標	どういう場合に触れるのか？	何ができればいいのか？
	❶ 膝関節伸展可動域制限がある場合	➡ 腓腹筋内側頭，半膜様筋の圧痛評価と治療
	❷ 膝関節内側痛がある場合	➡ 半月板の触診 膝関節内側の圧痛検査

1 膝関節内側〜後内側の解剖学

① 骨（図1）

- **大腿骨内側顆**：3つの膨隆が存在する．
  - ▶ 大腿骨内側上顆：内側顆の頂点．内側側副靭帯が起始する．
  - ▶ 内転筋結節：大腿骨内側上顆の上方にあり，大内転筋が停止する．
  - ▶ 腓腹筋結節：内転筋結節のすぐ後方にあり，腓腹筋内側頭が停止する．
- **脛骨内側顆**：半膜様筋・内側側副靭帯が付着する．
- **脛骨粗面内側**：膝関節裂隙より約6cm遠位に存在し，鵞足筋群が停止する．

② 筋（図2）

	筋名	起始	停止	支配神経	作用
鵞足構成筋	縫工筋 sartorius	上前腸骨棘	脛骨粗面内側，下腿筋膜	大腿神経	股関節屈曲・外転・外旋
	薄筋 gracilis	恥骨結合〜恥骨下肢		閉鎖神経	股関節内転，膝関節屈曲，下腿内旋
	半腱様筋 semitendinosus	坐骨結節		脛骨神経	股関節伸展・内転，膝関節屈曲，下腿内旋
半膜様筋 semimembranosus		坐骨結節	脛骨内側顆，後斜靭帯，斜膝窩靭帯，膝窩筋，後内側関節包	脛骨神経	股関節伸展・内転，膝関節屈曲，下腿内旋
腓腹筋内側頭 gastrocnemius medial head		大腿骨内側顆，後内側関節包（腓腹筋結節）	踵骨隆起，後内側関節包	脛骨神経	下腿内旋，足関節底屈，膝関節屈曲

③ 靭帯・半月板（図3，4）

- **内側側副靭帯**：3層構造からなる．作用として膝関節の外反制動，下腿の外旋制動の機能を有する．
- **後斜靭帯**：表層，中央，関節枝の3つに分けられ，大内転筋や腓腹筋内側頭と連結する．中央部分は半膜様筋が停止し，後方関節包を補強する[1]．
- **内側半月板**：大腿骨内側顆，脛骨内側顆の関節面を適合する．神経，血管は疎である．半月板

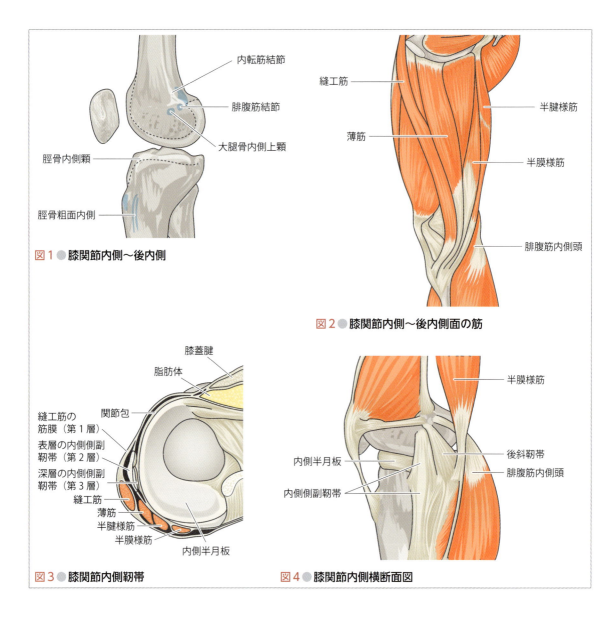

図1●膝関節内側〜後内側

図2●膝関節内側〜後内側面の筋

図3●膝関節内側靱帯

図4●膝関節内側横断面図

は前節・中節・後節に分けられており，膝関節運動時に前後に移動する．内側半月板の移動距離は外側半月板より少ない．

2 膝関節内側〜後内側面の触診の目標

① 半膜様筋・腓腹筋の圧痛評価と治療のための触診

腓腹筋内側頭は内側顆より起始し，半膜様筋の深層を潜り込むように走行する．起始部は半膜様筋に覆われている．この部位に内反ストレスがかかったり共同収縮が生じることにより，**滑走障害が生じ，筋スパズムが起こる**と考えられる．また，半膜様筋・腓腹筋内側頭は後内側関節包に停止するため，停止部の伸張性低下は膝関節伸展制限の因子となる．そのため，**膝後内側部で両筋のどちらに圧痛が生じているのか**を精密に分けて触診する必要がある．触診する際は腹臥位となり半膜様筋・腓腹筋内側頭が交差する部分を触知する．滑走性が低下している場合，同部位

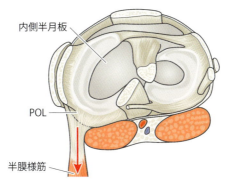

図5 ● 半膜様筋と半月板

に圧痛があり，腓腹筋内側頭が「パン」と張っている．

② 膝関節内側痛がある場合

Ⓐ 半月板の触診

膝関節運動時，半月板は前後に移動する．内側半月板の後方には半膜様筋が後斜靱帯を介して付着しており，内側半月板は半膜様筋の作用により，外旋にて後方へ誘導される．移動量が少ないと，インピンジメントが生じる（図5）[2]．

そのため，**内側半月板の前後方向への移動**を触知する必要がある．

Ⓑ 膝関節内側（内側側副靱帯）の圧痛検査

内側側副靱帯は膝関節に加わる外反に対して主要な静的安定化機構である．膝関節外反位で疼痛が出現した場合，**内側側副靱帯損傷**が考えられる．損傷部位は大腿骨付着部が多いと報告されているため[3]，疼痛が出現する場合は必ず触知する必要がある．

Ⓒ 鵞足構成筋

縫工筋・薄筋・半腱様筋の3筋で構成されている．脛骨粗面内側に停止し，過剰な膝関節外反・下腿外旋を制動するが，停止部の伸張・過剰な収縮が生じることで疼痛が生じると考えられる．特に薄筋は下腿外旋に対し，抵抗する作用が大きく疼痛が生じる可能性が高い[4]．

また，鵞足構成筋は下腿筋膜に停止しており，腓腹筋の筋力低下があると，下腿筋膜の緊張を高めるため過剰に収縮し，疼痛が生じる可能性がある[5]．

3 半膜様筋・腓腹筋の触診

1 半膜様・腓腹筋の外観

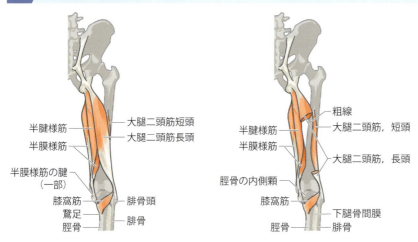

2 半膜様筋の位置 movie 6-4

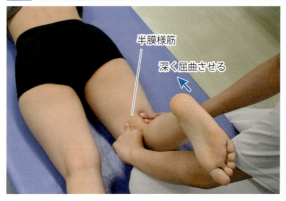

膝関節を深く屈曲させ，半腱様筋のすぐ隣に位置する半膜様筋を触知する．
大腿後面では大腿二頭筋と隣接しているため，膝関節の深い屈曲および下腿内旋を行うことで半膜様筋をより触知しやすくなる．近位部では大腿二頭筋と合流するが，膝関節屈曲に下腿内旋を加えることで触知しやすくなる．

3 腓腹筋の位置 movie 6-5

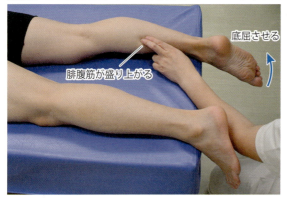

足関節を底屈させ腓腹筋を収縮させると下腿中央部にボコッと盛り上がる筋腹が認められる．明瞭な形に沿って触知を行う．内外側頭の筋間は指が入り込む感覚がある．近位部分では深層を走行するため触知が難しい．

膝関節 Part 6

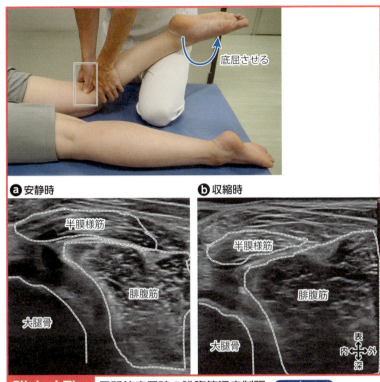

ⓐ 安静時　ⓑ 収縮時

Clinical Tips 足関節底屈時の腓腹筋滑走制限　movie 6-6

腓腹筋と半膜様筋が交差する部分は滑走制限が生じやすく，膝関節伸展制限の要因となりうる．この部分の圧痛や滑走性の評価を行う必要がある．

4 半膜様筋・腓腹筋の治療　movie 6-6

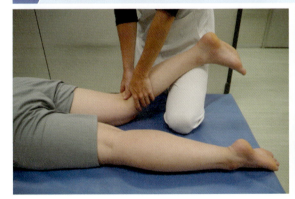 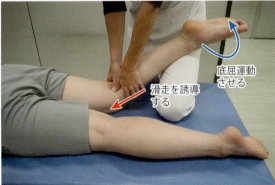

腓腹筋の内側への滑走を徒手にて誘導する．腓腹筋と半膜様筋が交差する部分に指を置く．足関節自動底屈を行わせ腓腹筋の内側への滑走を誘導する．

4 膝関節内側～後内側面の触診

1 膝関節内側～後内側面の骨の外観

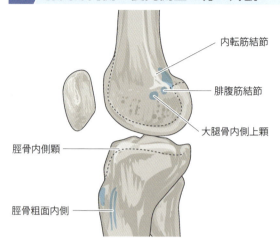

2 ①大腿骨内側上顆～⑤腓腹筋結節の触診 movie 6-7

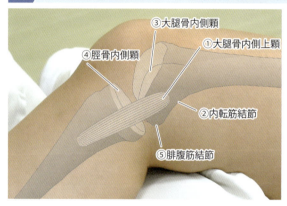

①大腿骨内側上顆の触診 movie 6-7

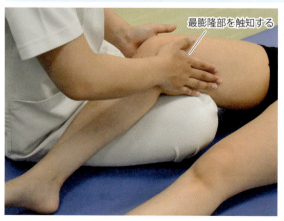

膝関節を内外側から挟み込むように把持し，内側の最膨隆部（大腿骨内側上顆）を触知する．

②内転筋結節の触診 movie 6-7

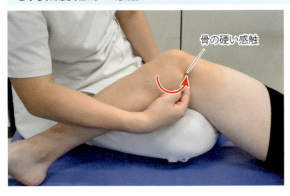

骨の硬い感触

大腿骨内側顆の骨縁に沿って指を進め，グッと押し込むように触知すると骨の硬い感触が得られる．これが内転筋結節である．

③大腿骨内側顆の触診 movie 6-7

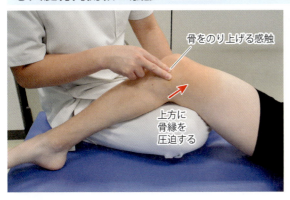

骨をのり上げる感触

上方に骨縁を圧迫する

膝関節裂隙に指を当て，上方に骨縁を圧迫すると指が骨を乗り上げる感触が得られる．これが大腿骨内側顆である．

④脛骨内側顆の触診 movie 6-7

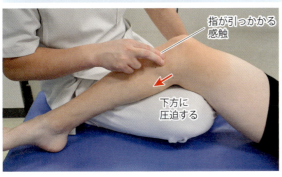

指が引っかかる感触

下方に圧迫する

膝関節裂隙に指を当て，下方に圧迫すると指が引っかかる感触が得られる．これが脛骨内側顆である．

⑤腓腹筋結節の触診 movie 6-7

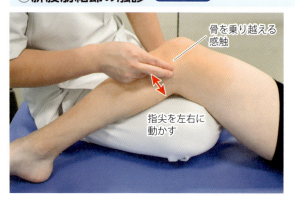

腓腹筋結節は内側上顆より1横指後方にて触知する．指尖を左右に動かすことで，骨を乗り越えるような感触が得られる．

3 ⑥内側側副靭帯の触診 movie 6-8

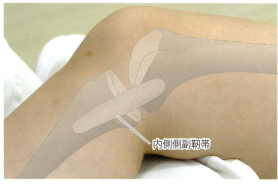
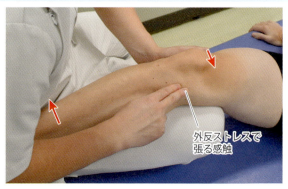

内側側副靭帯は内側上顆より1横指遠位に存在している．膝関節に外反ストレスを与え指尖に緊張が増大する内側側副靭帯を触知する．内側側副靭帯は関節面より遠位6 cm程度まで存在している．内側側副靭帯は起始部での損傷が多いため，起始部での圧痛確認は重要である．外反ストレス位（→）にてピンッと張る感触が得られる．

4 ⑦内側半月板前節〜⑨内側半月板後節の触診 movie 6-9

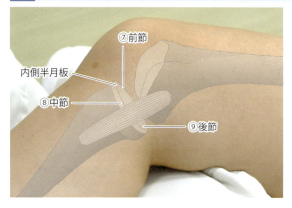

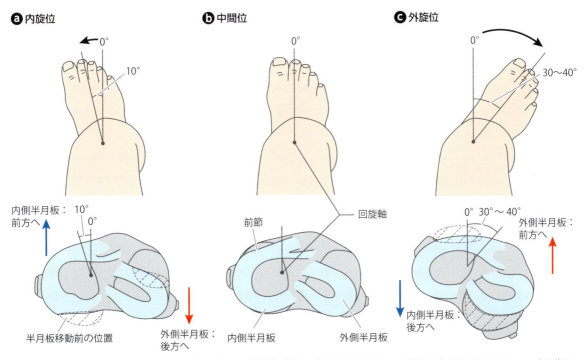

内側半月板は内旋で前方，外旋で後方に動く．膝関節裂隙で前節部を触知し，下腿を内外旋することで，半月板の前後移動の動態を触知することができる．外側半月板は内側半月板とは逆方向に動く（内旋で後方，外旋で前方）．

⑦内側半月板前節の触診　movie 6-9

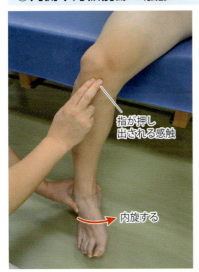

内側半月板前節は膝関節裂隙前方部より触診する．下腿内旋にて指が押し出される感触が得られる．

⑧内側半月板中節の触診 movie 6-9

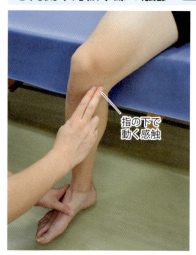

内側半月板中節は内側側副靱帯と重なるため，触知しづらいが，指の下でコロコロ動く感触が得られる．半月板損傷を疑う場合は整形外科的検査も行う．

⑨内側半月板後節の触診 movie 6-9

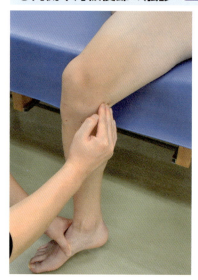

内側半月板後節は内側側副靱帯後方から触知する．内側側副靱帯の前縁から後縁までは約2 cmであり，その後方で後節を触知する．後節は感覚が得られにくく，丁寧な触診が必要である．

5 内側側副靱帯と半月板のエコー観察

内側側副靱帯は大腿骨から脛骨に向かうように走行しており，内側半月板と付着していることがわかる．

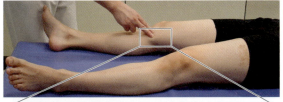

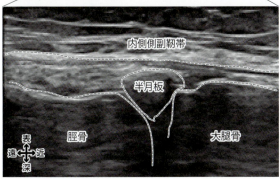

5 鵞足の触診

1 膝関節内側〜後内側面の筋の外観

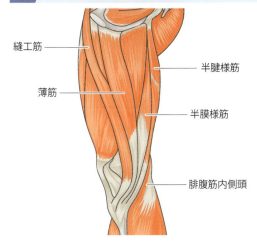

2 縫工筋の位置 movie 6-10

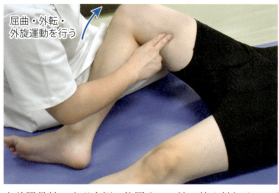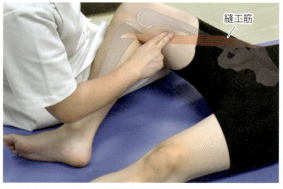

上前腸骨棘のすぐ内側に位置する，縫工筋を触知する．股関節屈曲・外転・外旋運動にて盛り上がる感覚を遠位まで触診する．縫工筋は大腿遠位1/2では内側広筋よりも内側に存在する．停止部は薄く広がるため，丁寧な触診が必要となる．

3 薄筋の収縮 movie 6-11

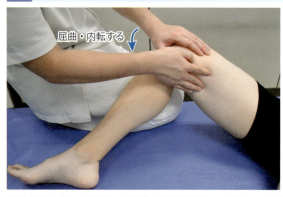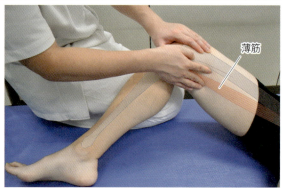

長内転筋の隣に位置する薄筋は股関節屈曲・内転にて筋腹が盛り上がる．股関節屈曲内転に伴う薄筋の収縮を触知する．遠位部分では徐々に筋腹が細くなりコリッとした感覚である．停止部は薄く広がるため，丁寧な触診が必要となる．

4 半腱様筋の位置 movie 6-12

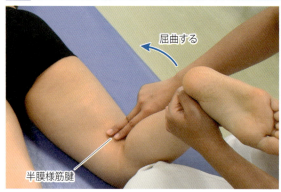

半腱様筋は半膜様筋の表層に位置している．大腿遠位（1/3〜1/4）部分で膝関節屈曲に伴いコリッと浮き上がる腱を触知し，近位まで触診を進めると触知しやすい．近位部では下腿の内旋を伴わせると触知が行いやすい．

5　大腿後面内側部のエコー画像

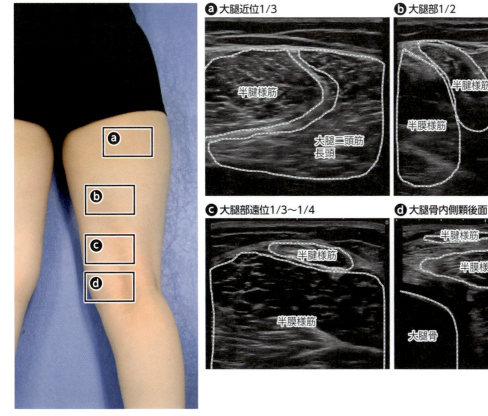

a）半腱様筋のすぐ隣に大腿二頭筋長頭が存在する．
b）内側より半膜様筋，半腱様筋，大腿二頭筋長頭が並ぶように存在している．
c）この位置にて半腱様筋が腱成分から筋成分に変化する．
d）この位置では半腱様筋は薄く，幅広く広がる．

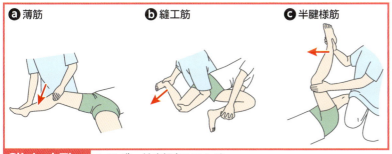

Clinical Tips トリガー筋判別テスト[6]

検査肢位：薄筋は背臥位で股関節外転・伸展位，縫工筋は側臥位で股関節内転・伸展位，半腱様筋は背臥位で股関節内転・屈曲位．
判定：膝関節他動伸展（→）にて，疼痛が出現した場合陽性．
臨床的意義：鵞足構成筋がそれぞれ伸張位となる股関節の肢位から膝関節を伸展することで，疼痛の原因となる筋を鑑別することができる．

■ 文献

1) LaPrade RF, et al：The anatomy of the medial part of the knee. J Bone Joint Surg Am, 89：2000-2010, 2007
2) Sims WF & Jacobson KE：The posteromedial corner of the knee：medial-sided injury patterns revisited. Am J Sports Med, 32：337-345, 2004
3) Phisitkul P, et al：MCL injuries of the knee：current concepts review. Iowa Orthop J, 26：77-90, 2006
4) Noyes FR & Sonstegard DA：Biomechanical function of the pes anserinus at the knee and the effect of its transplantation. J Bone Joint Surg Am, 55：1225-1241, 1973
5) 工藤慎太郎：運動療法の「なぜ？」がわかる超音波解剖，p161，医学書院，2014
6) 赤羽根良和，他：鵞足炎におけるトリガー筋の鑑別検査．理学療法ジャーナル．46：175-179，2012

Part 6 膝関節

3 膝関節外側〜後外側面
lateral-posterior lateral knee

工藤慎太郎，北山佳樹

どういう場合に触れるのか？	何ができればいいのか？
❶ 膝関節外側痛がある場合	➡ 外側側副靱帯・腸脛靱帯・大腿二頭筋の触診
❷ 下腿内旋不安定性がある場合	➡ 腸脛靱帯・大腿二頭筋の触診

1 膝関節外側〜後外側の解剖学

① 骨（図1）

- **大腿骨外側顆**：大腿骨内側顆よりも一回り小さい．靱帯・筋・関節包が付着する．
- **脛骨外側顆**：後方に軽度傾斜している．前外側靱帯が前方に付着する．
- **Gerdy結節**：腸脛靱帯が付着する．脛骨外側顆より前方に位置している．
- **腓骨頭**：膝関節を直接構成はしないが，外側側副靱帯・大腿二頭筋が付着する．

② 筋（図2〜5）

筋名	起始	停止	支配神経	作用
大腿二頭筋長頭 biceps femoris long head	坐骨結節	腓骨頭，下腿筋膜	脛骨神経	股関節伸展，膝関節屈曲・外旋
大腿二頭筋短頭 biceps femoris short head	大腿骨粗線外側唇		総腓骨神経	膝関節屈曲・外旋

大腿二頭筋長頭は5つ，短頭は6つの構成要素からなり，後外側に幅広く付着する．

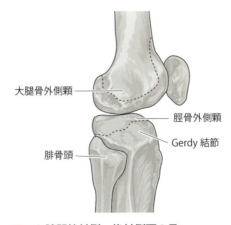

図1 ● 膝関節外側〜後外側面の骨

③ 靭帯

- **外側側副靭帯（LCL，図4, 5）**：膝関節外側部は三層構造を呈している．外側側副靭帯は大腿骨外側上顆から腓骨頭に向かい付着する．近位付着部は前外側靭帯と交わる．主に膝関節の内反制動，下腿外旋制動の機能を有する[1]．
- **前外側靭帯（ALL，図4, 5）**：膝関節外側部の第3層に位置し，大腿骨外側顆から脛骨に向かい付着する．前外側靭帯の近位部は外側側副靭帯と交わっており，外側半月板と強力に付着する．膝関節屈曲位での内旋制動に作用する．
- **腸脛靭帯（ITB，図6）**：大殿筋・中殿筋・大腿筋膜張筋の3つの線維束が集束し，Gerdy結節に向かって走行する．膝前外側の支持機構は3層に分けられ，第1層が腸脛靭帯となり，膝蓋

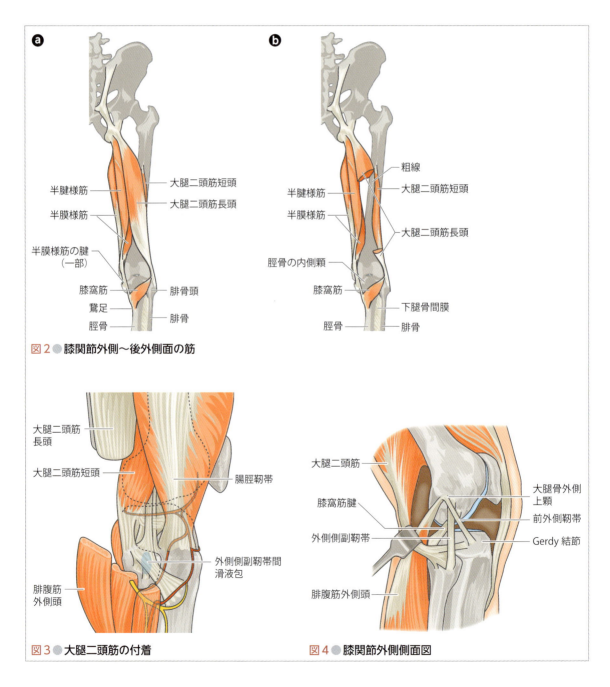

図2● 膝関節外側〜後外側面の筋

図3● 大腿二頭筋の付着

図4● 膝関節外側側面図

骨外側面や大腿二頭筋短頭とも連続する（図4）．主に内反ストレスに対する制動，下腿外旋，膝蓋骨外側安定性の機能を有する．

2 膝関節外側面の触診の目標

① 膝関節外側痛がある場合

Ⓐ 外側側副靭帯の触診

外側側副靭帯は膝関節に加わる内反・下腿外旋に対して主要な静的安定化機構である．膝関節の内反，下腿外旋の複合運動時に疼痛が出現した場合，**外側側副靭帯損傷**が考えられる．また，外側側副靭帯は筋膜を介して大腿二頭筋と連続性があるため，外側側副靭帯に損傷がある場合，大腿二頭筋を収縮させると疼痛が出現する可能性もある．そのため，**外側側副靭帯の正確な触診**が必要となる．

Ⓑ 腸脛靭帯の触診

腸脛靭帯は大腿骨外側顆の表層を走行し，Gerdy結節に付着する．腸脛靭帯の緊張が増大している場合，膝関節屈曲・伸展運動時に大腿骨外側顆により腸脛靭帯が押し上げられる過剰な圧縮ストレスが繰り返し生じることとなる．

また，大腿骨外側顆近位部には脂肪組織があり，神経・血管が多く存在するため，腸脛靭帯の緊張が増大し圧縮ストレスが加わることで**脂肪体炎**が生じる可能性がある[1]．

Ⓒ 大腿二頭筋の触診（図3）

大腿二頭筋付着部は5〜6つの構成要素からなり，膝関節後外側に幅広く付着している．外側側副靭帯・関節包にも付着し，静的安定化機構の補助的な役割ももつ．内反ストレスに対して静的安定化機構の機能不全が生じ，**大腿二頭筋の過緊張やスパズムが生じる**ことで疼痛が発生する．また，大腿二頭筋と外側側副靭帯の間に滑液包が存在しており，大腿二頭筋の緊張が増大し，**滑液包に対し摩擦ストレスが増大する**ことで疼痛が生じる．

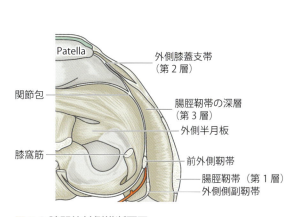

図5 ● 膝関節外側横断面図

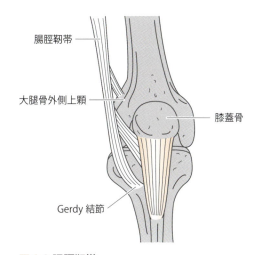

図6 ● 腸脛靭帯

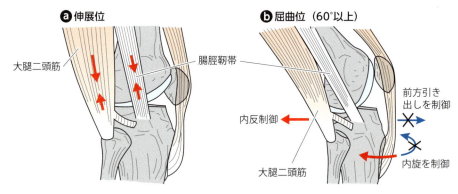

図7 ● 内反内旋・前方制動
文献2より改変して転載.

② 下腿内反内旋・前方不安定性がある場合[2]（図7）

　下腿内旋制動には外側側副靱帯以外に大腿二頭筋や腸脛靱帯が関与する．大腿二頭筋は膝関節伸展位では内反制動の作用をもつが，60°以上の屈曲位となると下腿内旋・前方引き出しを制動する．腸脛靱帯も同様に膝関節伸展位では内反を制動し，屈曲位となると下腿の内旋を制動する．また，腸脛靱帯の靱帯構造は前十字靱帯との機能的な関連が注目されている．腸脛靱帯は大腿骨外側顆の後方に位置しており，脛骨の前方移動を制動すると報告されている[3]．

　以上のように下腿内旋・前方不安定性が生じることで，**大腿二頭筋・腸脛靱帯の緊張が増大しスパズムが生じ，疼痛が発生**する．そのため，どの組織の緊張が増大し疼痛が生じているかを触り分けることが必要となる．

3 膝関節外側面の触診

1 膝関節外側〜後外側面の骨の外観

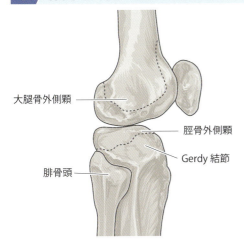

2 ①大腿骨外側上顆〜⑤Gerdy結節の触診 movie 6-13

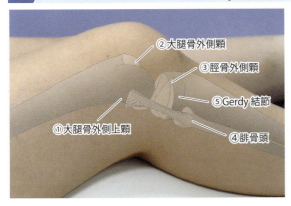

①大腿骨外側上顆の触診 movie 6-13

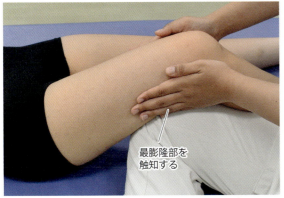

膝関節を内外側から挟み込むように把持し，最膨隆部（大腿骨外側上顆）を触知する．

②大腿骨外側顆の触診 movie 6-13

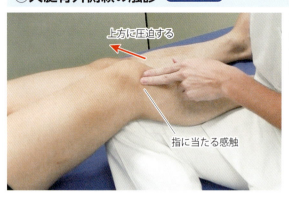

1横指遠位に関節裂隙が存在し上下に指を動かすと裂隙がわかりやすい．膝関節裂隙に指を置き，上方に圧迫すると指にガツッと当たる感触が得られる．これが大腿骨外側顆である．

③脛骨外側顆の触診 movie 6-13

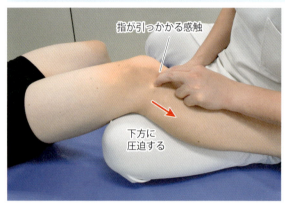

膝関節裂隙から下方に圧迫すると指が引っかかる感触が得られる．これが脛骨外側顆である．

④腓骨頭の触診 movie 6-13

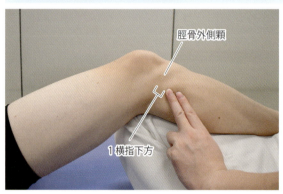

腓骨頭は脛骨外側顆より1横指下方に位置している．ボコッとした骨の感触が得られる．

⑤ Gerdy結節の触診 movie 6-13

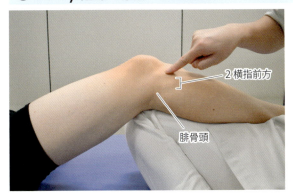

Gerdy結節は腓骨頭より2横指前方に位置している．コリッとした感触が得られる．

3 ⑥外側側副靭帯の触診

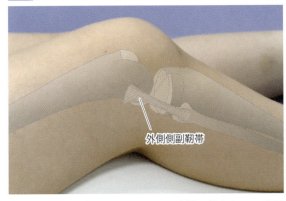
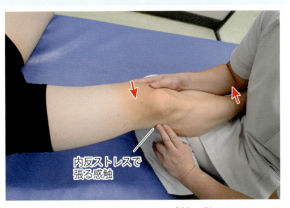

外側側副靭帯は細くコロッとした感触が得られる．内反ストレス（→）にてピンッとした感触が得られる．

4 ⑦外側半月板前節〜⑨外側半月板後節の触診

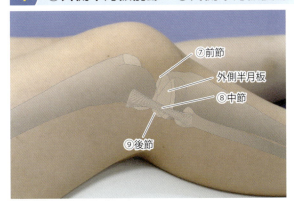

⑦外側半月板前節の触診

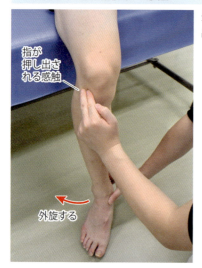

外側半月板前節は膝化関節裂隙前方より触知する．下腿外旋にて指が押し出される感触が得られる．

⑧外側半月板中節の触診

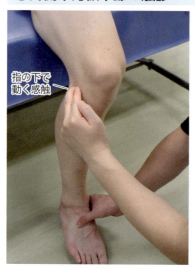

外側半月板中節は外側側副靱帯と重なるため，触診しづらいが，指の下でコロコロ動く感触が得られる．半月板損傷を疑う時は整形外科的検査を行う．

⑨外側半月板後節の触診

外側半月板後節は外側側副靱帯後方から触知する．外側側副靱帯の前縁から後縁まで約1横指あり，その後方で触知する．後節は感触が得られにくいため，丁寧な触診が必要である．

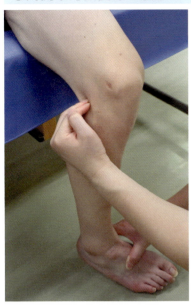

4 腸脛靱帯の触診

1 腸脛靱帯の外観

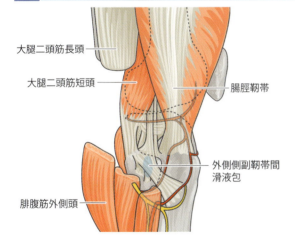

- 大腿二頭筋長頭
- 大腿二頭筋短頭
- 腓腹筋外側頭
- 腸脛靱帯
- 外側側副靱帯間滑液包

2 腸脛靱帯の確認 movie 6-14

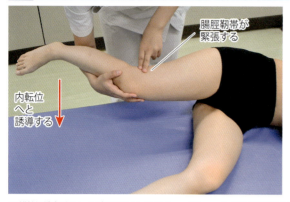

股関節外転位から内転位にすると，ピンッと腸脛靱帯の緊張が増大し，触知がしやすくなる．大転子近傍からGerdy結節まで触知を進めていく．

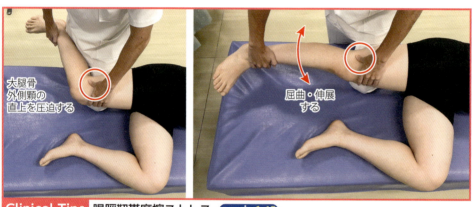

Clinical Tips 腸脛靱帯摩擦ストレス movie 6-15

大腿骨外側顆の直上（〇）を第1指で圧迫した状態から，膝関節の屈曲・伸展を行う．grasping testともよばれ，疼痛が生じると陽性と判断される．

5 大腿二頭筋の触診

1 大腿二頭筋の外観

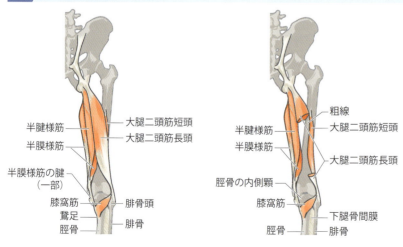

2 大腿二頭筋長頭の位置と収縮の確認 movie 6-16

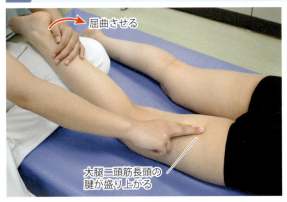

屈曲させる

大腿二頭筋長頭の腱が盛り上がる

大腿二頭筋は外側広筋よりも内側に位置する．膝関節屈曲にてボコッと盛り上がる腱の感覚を触知する．膝関節の浅い屈曲運動を繰り返し行い坐骨結節まで触知を進めていく．

3 遠位部：大腿二頭筋長頭のエコー

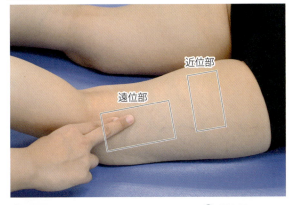

近位部

遠位部

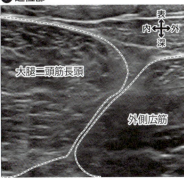

ⓐ 近位部

大腿二頭筋長頭

外側広筋

表／内⇔外／深

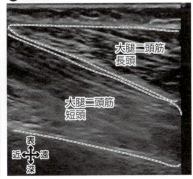

ⓑ 遠位部

大腿二頭筋長頭

大腿二頭筋短頭

表／近⇔遠／深

a）近位部：大腿二頭筋は外側広筋よりも内側に位置する．膝関節屈曲にてボコッと盛り上がる感覚を触知する．
b）遠位部：大腿遠位部では大腿二頭筋長頭の深層に大腿二頭筋短頭の筋腹が存在していることがわかる．股関節伸展位にすることで，長頭と短頭の触り分けが行いやすい．

4 大腿二頭筋短頭の位置と収縮の確認 movie 6-17

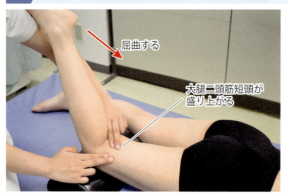

屈曲する

大腿二頭筋短頭が盛り上がる

股関節伸展位にすることで大腿二頭筋長頭と短頭の触り分けが行いやすくなる．膝関節を屈曲位として大腿二頭筋長頭の深層に指をあてて触知を開始する．膝関節軽度屈曲運動にて盛り上がる大腿二頭筋短頭を触診する．筋腹は大腿の約1/2でなくなる．

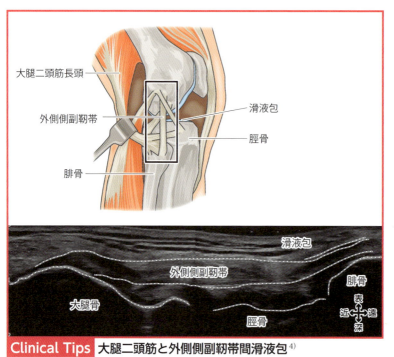

Clinical Tips 大腿二頭筋と外側側副靱帯間滑液包[4]

大腿二頭筋と外側側副靱帯の間には摩擦ストレスを軽減する滑液包が存在する．大腿二頭筋や外側側副靱帯の緊張が増大することで，同部位の摩擦ストレスが増大し疼痛が生じる可能性がある．そのため，圧痛評価，大腿二頭筋・外側側副靱帯の緊張を触知することが大切となる．

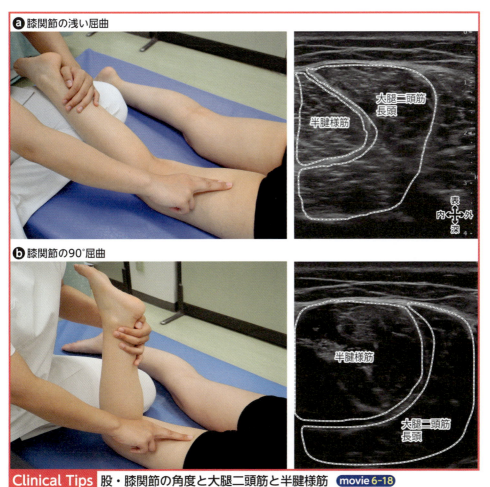

Clinical Tips 股・膝関節の角度と大腿二頭筋と半腱様筋　movie 6-18

大腿二頭筋長頭の触診は膝関節の浅い屈曲で行う．深い屈曲では大腿二頭筋長頭の作用は少ない．
半腱様筋を触診する際は膝関節の90°屈曲にて触診を行う．

文献

1) 「運動機能障害の「なぜ？」がわかる評価戦略」（工藤慎太郎/編著），p254, 医学書院，2017
2) 「身体運動学-関節の制御機構と筋機能」（市橋則明/編），p255, メジカルビュー社，2017
3) Noyes FR, et al：Three-dimensional motion analysis of clinical stress tests for anterior knee subluxations. Acta Orthop Scand, 60：308-318, 1989
4) LaPrade RF & Hamilton CD：The fibular collateral ligament-biceps femoris bursa. An anatomic study. Am J Sports Med, 25：439-443, 1997

Part 7 足関節，足

1 足関節前面
anterior ankle

工藤慎太郎，佐藤貴徳

目標	どういう場合に触れるのか？	何ができればいいのか？
	❶ 足部アライメント異常がある場合	➡ 距腿関節の可動性の評価と治療
	❷ 足関節前面に疼痛がある場合	➡ 足関節前面の圧痛検査

1 足関節前面の解剖学

① 骨（図1）

- **脛骨遠位端**：距骨，腓骨とともに距腿関節を構成する脛骨の遠位端．
- **距骨**：足根骨のなかで最も近位に位置し，脛骨遠位端と関節面を構成する．
- **外果**：腓骨遠位端にある隆起した部位．長・短腓骨筋の滑車として機能するとともに距腿関節の外壁を構成する．
- **内果**：脛骨遠位端の内側にある突起した部位．後脛骨筋，長趾屈筋の滑車として機能するとともに距腿関節の内壁を構成する．

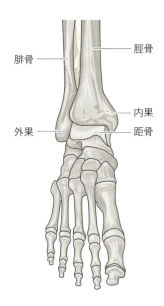

図1 ● 脛骨遠位端および距骨

② 筋（図2）

筋名	起始	停止	神経支配	作用
前脛骨筋 tibialis anterior	脛骨外側面近位1/2，下腿骨間膜前面近位2/3，下腿筋膜	内側楔状骨，第1中足骨底内側	深腓骨神経	足関節背屈，足部の内返し
長趾伸筋 extensor digitorum longus	脛骨外側顆，腓骨前縁，下腿骨間膜，下腿筋膜	4本の腱に分かれ，第2〜5趾の趾背腱膜および末節骨底	深腓骨神経	第2〜5趾伸展，足関節背屈，足部の外返し
長母趾伸筋 extensor hallucis longus	下腿骨間膜，腓骨内側面中央	趾の趾背腱膜，末節骨底，基節骨底	深腓骨神経	第1趾伸展，足関節背屈

③ その他

- **伸筋支帯**（図2）：足関節部で前方区画の腱や神経，血管を覆う密性結合組織である．腓骨遠位から脛骨内側に付着する上伸筋支帯と，Y字型をしており踵骨から内果と舟状骨に付着する下伸筋支帯がある．
- **血管**（図2）：足関節前面には前脛骨動脈が存在し，伸筋支帯を通過すると名称が足背動脈となる．上伸筋支帯レベルで前脛骨筋腱と長母趾伸筋腱の間を通った後，長母趾伸筋腱の深層を通る．下伸筋支帯レベルでは長母趾伸筋腱と長趾伸筋腱の間を通る．
- **脂肪体**（図3）：足関節前面で足関節包前面かつ伸筋支帯の深層に存在する疎性結合組織であり，足関節背屈時の緩衝作用や前脛骨筋・長趾伸筋・長母趾伸筋腱の滑走性に寄与している．

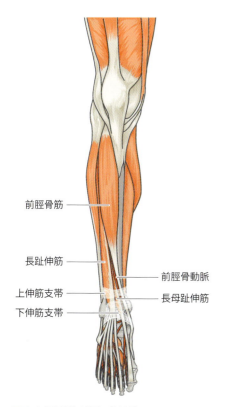

図2 ● 足関節前面（外観）

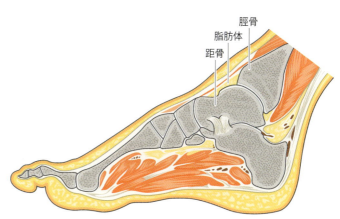

図3 ● 足関節前面の脂肪体

2 足関節前面の触診の目標

① 距腿関節の可動性の評価のための触診

　距腿関節は底背屈運動を示す1軸性のらせん関節である．しかしながら，外果は内果よりも後下方に位置し，前額面上においておよそ10°，水平面においておよそ6°，純粋な内外側軸から外れる．そのため，背屈時にはわずかな外転および回内を伴い，底屈時にはわずかな内転および回外を伴う．また，背屈時には距骨が前方に転がると同時に後方に滑り込み，底屈時には後方に転がるとともに前方へ滑り出る挙動を示す．例えば，踏み込み動作で背屈していく際に前方のつまり感を訴えたり，ジャンプ動作時に前足部で底屈運動を代償しようとする動作がみられたりすることがある．このような場合，**距腿関節の可動性を確認する**とともに，**何が制限因子となっているか推察する**ことが必要となる．

　足関節前面における背屈運動の制限因子として**脂肪体の柔軟性低下**が問題となる．この脂肪体は，通常は軟らかい疎性結合組織のため，特に硬さはなく，背屈時には中央に集まりながら表層へ押し上がるような動態を示す．しかし，柔軟性の低下によりこの動態が阻害されることで，足関節の前方につまり感や疼痛を訴え，**背屈運動の制限**につながることが考えられる．

② 足関節前面の圧痛検査のための触診

　脂肪体は足関節への急激な荷重やそれに伴う背屈運動時の衝撃吸収，関節内圧の調整を行っている．疎性結合組織である脂肪体が何らかの原因により線維化・肥厚すると荷重時の衝撃吸収や内圧調整ができなくなるため，痛みにつながる．そのため，脂肪体の柔軟性が必要となる．脂肪体の深層では脛骨遠位端と距骨で構成された**距腿関節面**に触れることができる．変形性足関節症では関節面での痛みを訴えるため，何に触れているのかを明確にし，鑑別できることが重要となる．

　さらに，捻挫などによる足関節の不安定性があると，足関節周囲筋は過剰収縮により代償する．これにより，足関節前面の筋もオーバーユースとなり，腱鞘炎を発症し，痛みを発生させることが考えられる．そのため，**前脛骨筋・長趾伸筋・長母趾伸筋を正確に触り分け**，かつ圧痛とともに**収縮時痛の確認**もしっかり行っていく必要がある．位置関係は，内側から前脛骨筋，長母趾伸筋，長趾伸筋の順である．長母趾伸筋は前脛骨筋と長趾伸筋の深層に入り込んでいき近位部の触診は困難になる．そのため，両筋との位置関係を把握したうえで触れる必要がある．

足関節，足 Part 7

3 距腿関節の触診

1 足関節前面の骨の外観

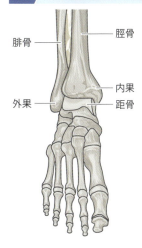

腓骨 / 脛骨 / 内果 / 外果 / 距骨

2 内果の触診 movie 7-1

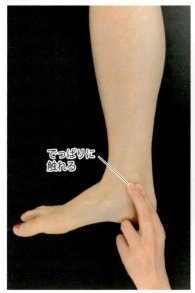
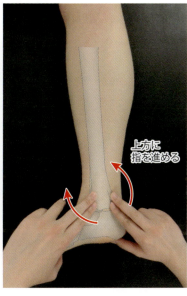

でっぱりに触れる / 上方に指を進める

内果下端に指を当ててでっぱりを底側から押し込むように触れ，そのまま前方および後方を挟み込むように，上方に指を進めていく．

241

3 外果の触診 movie 7-2

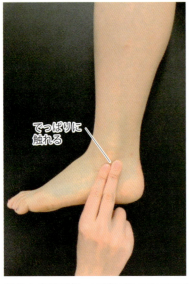
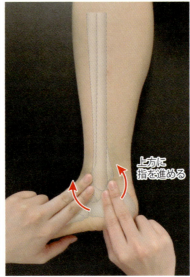

外果も内果同様，下端に指を当ててでっぱりを底側から押し込むように触れた後，前方および後方を挟み込むように上方に指を進めていく．

4 脛骨遠位端および距骨の触診 movie 7-3 movie 7-4

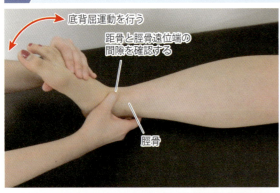
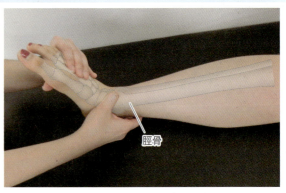

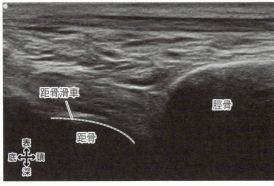

距腿関節前面には，前脛骨筋腱，長母趾伸筋腱，長趾伸筋腱が走行している．そのため，これら伸筋腱を緩めるために背屈位にして，腱の深層に指を潜り込ませるようにして関節面を触れていく．底背屈他動運動を行うことで，前後へ動く距骨と動かない脛骨遠位端の間隙を確認することができる．

足関節，足 Part 7

ⓐ 底屈位

ⓑ 背屈位

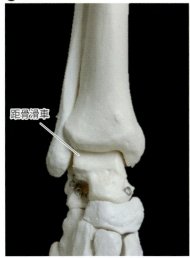

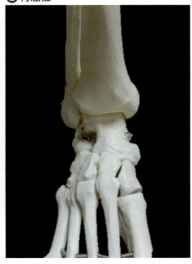

底屈位になると前方に滑り出してくる距骨滑車を触れることができるようになる（a）が，背屈位になると脛骨遠位端に隠れて触れられなくなる（b）．

4 前脛骨筋・長趾伸筋・長母趾伸筋・脂肪体の触診

1 足関節前面の筋・脂肪体

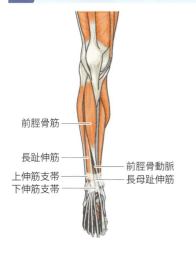

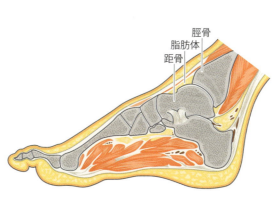

243

2 前脛骨筋の触診 movie 7-5

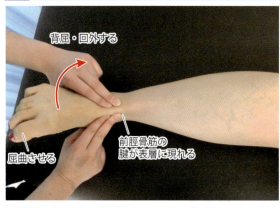
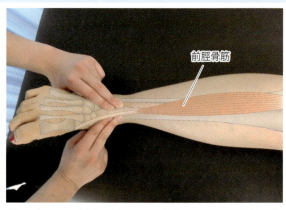

足関節の背屈および回外運動によって筋張った前脛骨筋の腱がポコッと表層に現れるのを触知する．長趾伸筋を収縮しにくくするため，足趾を屈曲位に固定することで触れやすくなる．

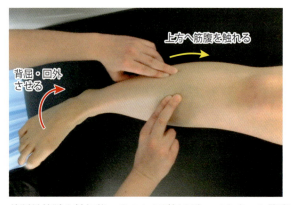

前脛骨筋腱を触知後，そのまま両縁を追って上方へと筋腹を触れていく．前脛骨筋内側縁は脛骨前縁を指標とする．

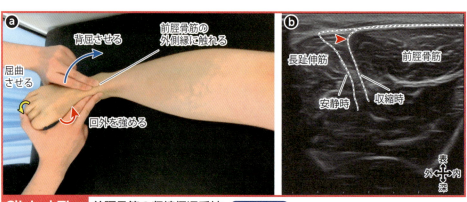

Clinical Tips 前脛骨筋の収縮促通手技 movie 7-5

a) 前脛骨筋の外側縁は長趾伸筋と隣接する．足趾を屈曲位としたうえで，足部回外を強めた背屈運動を行わせることで，長趾伸筋は収縮しにくくなり，前脛骨筋の外側縁を触れやすくなる．

b) 収縮時，前脛骨筋外側縁は内側へ変位する（▶）．長趾伸筋は足趾屈曲位にしないと前脛骨筋と連動しく変位するため筋間がわかりにくい．屈曲位とすることで長趾伸筋の変位量が減少するため筋間がわかりやすくなる．

3 長趾伸筋の触診 movie 7-6

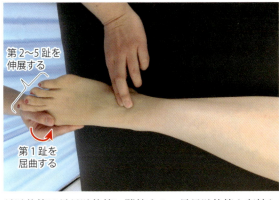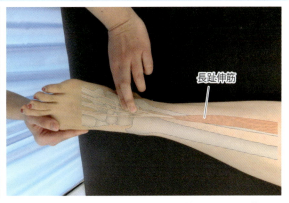

長趾伸筋は長母趾伸筋に隣接する．長母趾伸筋を収縮しにくくするために第1趾を屈曲位に保持したうえで第2〜5趾の伸展運動をさせると触れやすくなる．第2〜5趾伸展により，長趾伸筋腱内側縁を上方に向かって触診する．長趾伸筋外側縁は，内側縁と同様，第2〜5趾伸展により，長趾伸筋腱外側縁を上方に向かって触診する．隣接する長腓骨筋との鑑別は，筋間に指を置き，第2〜5趾伸展と足部外返し運動による筋の膨隆により触り分ける．

4 長母趾伸筋の触診 movie 7-7

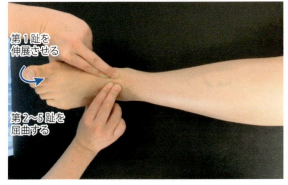

長母趾伸筋は，前脛骨筋と長趾伸筋の間を走行する．他動的に第2〜5趾屈曲位とし，第1趾伸展により長母趾伸筋を触診する．第1趾の伸展運動をさせることで比較的容易に腱に触れることができる．前脛骨筋と長趾伸筋の深層に入り込むため，筋腹の触知は困難．

5 脂肪体の触診 movie 7-8

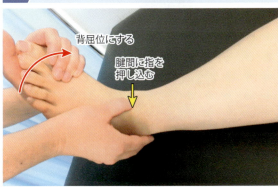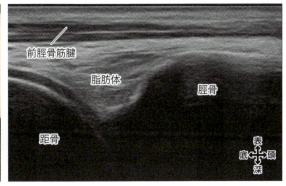

脂肪体は伸筋腱の深層かつ足関節包の表層に存在するため，足関節を背屈位にして伸筋腱を緩めて腱と腱の間に指を押し込むようにして柔らかい感触を触知する．

Part 7 足関節，足

2 足関節外側面
lateral ankle

工藤慎太郎，佐藤貴徳

どういう場合に触れるのか？	何ができればいいのか？
❶ 足関節の不安定性がある場合	➡ 足関節外側面の靭帯に関する評価
❷ 足関節外側面に疼痛を訴える場合	➡ 外果後方の圧痛および長短腓骨筋の収縮の確認

1 足関節外側面の解剖学

① 筋（図1）

筋名	起始	停止	神経支配	作用
長腓骨筋 peroneus longus	腓骨頭，腓骨外側上2/3，前および後下腿筋間中隔	内側楔状骨，第1中足骨底	浅腓骨神経	足関節底屈，足部の回内・外転
短腓骨筋 peroneus brevis	腓骨外側下1/2，前および後下腿筋間中隔	第5中足骨粗面	浅腓骨神経	足関節底屈，足部の回内・外転

② 靭帯（図2）

- **前距腓靭帯**：外果前方と距骨頸部を結ぶ関節包靭帯で距腿関節の底屈・内反を制動する．
- **踵腓靭帯**：外果から踵骨外側面に向かって後下方に斜走する靭帯．底背屈中間位での内反を制動する．
- **後距腓靭帯**：外果後面から距骨後外側面に向かう靭帯．背屈位での内反を制動する．
- **骨間距踵靭帯**：足根洞内にある距骨と踵骨を結ぶ靭帯．踵腓靭帯とともに距骨下関節の安定性を担う．

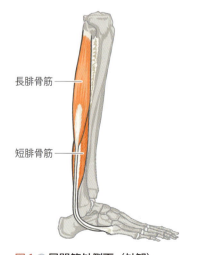

図1 ● 足関節外側面（外観）

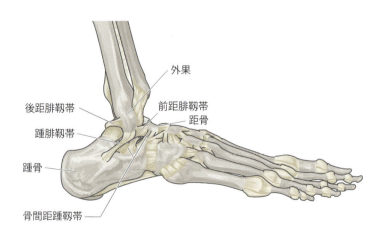

図2 ● 足関節外側面の靭帯

2 足関節外側面の触診の目標

①足関節外側面の靱帯の評価のための触診

　足関節の不安定性は，足関節内反捻挫によって起きることが多い．特に，足関節外側に位置する外側側副靱帯のうち，最も脆弱な**前距腓靱帯は最も損傷する頻度が高い**．足関節の底屈および内反を制動する前距腓靱帯は，スポーツ中の無理な切り返し動作や不安定な着地の際に底屈内反位が強制されることで損傷する．また，荷重時には，中間位や背屈位であっても，内反が強く強制されると距骨下関節の内反を制動する踵腓靱帯が損傷しやすくなる．頻回に内反捻挫を繰り返す場合は**踵腓靱帯の内反制動機能**も低下している可能性がある．

　距骨溝と踵骨溝で構成される足根洞には，**骨間距踵靱帯**が存在している．骨間距踵靱帯は距骨下関節の回外で緊張するため，踵腓靱帯とともに距骨下関節の安定性に関与していると考えられている．そのため，骨間距踵靱帯の損傷によっても足関節不安定症が起きる可能性があり，**どの部位に損傷があるかを鑑別することが治療をするうえで重要**になる．

②外果後方の圧痛および長短腓骨筋の収縮の確認のための触診

　内反捻挫により静的安定機構である前距腓靱帯が損傷されると内反方向の不安定性が生じる．そのため，動的安定機構である外返しに作用する**長腓骨筋**ならびに**短腓骨筋**の筋力が重要となる．長腓骨筋は，外果後方では腱となり短腓骨筋の表層かつ上腓骨筋支帯の深層を通過した後，踵骨外側面で下腓骨筋支帯の深層を通過し足底面へ侵入する．短腓骨筋は，外果の高さではまだ筋腹として存在しており，長腓骨筋腱の深層に位置する．外果下端に達すると，今度は長腓骨筋腱の表層に現れ，上下腓骨筋支帯深層を通過し第5中足骨粗面に停止する．このように長短腓骨筋は外果後方で急速に走行を変えるとともに複雑な位置関係をもって狭窄部位を通過していくため，外果後方ではストレスが加わりやすく疼痛が惹起されやすい．慢性的に足関節の不安定性が続くと，長・短腓骨筋が過剰に働くことで負荷が増強し，伸張ストレスにより疼痛を発生させる．そのため画像所見や触診による**圧痛の鑑別や筋の収縮の程度の確認**が必要となる．外果後方で，短腓骨筋は筋腹が存在しているのに対し，長腓骨筋はその表層ですでに腱となっている（図3）．よって，外果後方でコロッとした腱は長腓骨筋腱，その深層に触れることができる筋腹は短腓骨筋として判断できるとともに，**腱を押して圧痛があれば長腓骨筋，その深層に圧痛があれば短腓骨筋**として判断することができる．

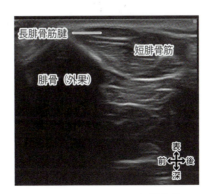

図3 ● 外果後方での長・短腓骨筋

3 靱帯および足根洞の触診

1 足関節外側面の靱帯の外観

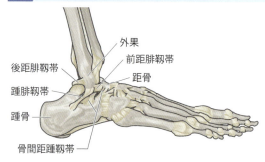

2 前距腓靱帯の触診 movie 7-9

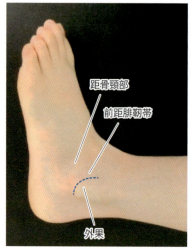
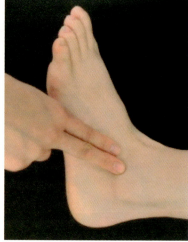

外果前方と距骨頸部を結ぶ線上に指を置き，前距腓靱帯を触知する．

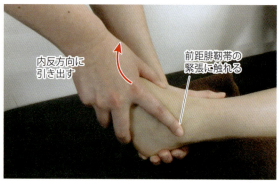
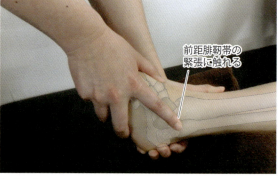

前距腓靱帯の走行に合わせて指を置く．やや底屈位から内反方向に引き出すことでパツッと張る前距腓靱帯を触れる．

足関節, 足 Part 7

3 足根洞の触診 movie 7-10

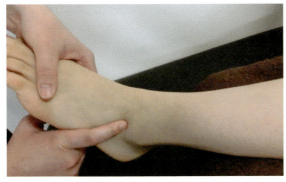
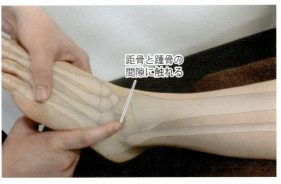

外果の前下方およそ2横指の位置に指を押し当てると距骨と踵骨の間隙に触れる．この部位が足根洞である．骨間距踵靭帯や頸靭帯が存在する．

4 踵腓靭帯の触診 movie 7-11

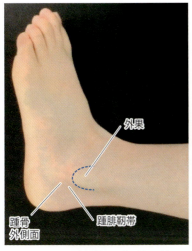
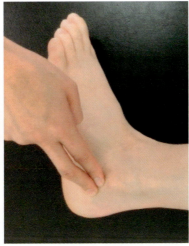

外果下端から踵骨外側面を結ぶ線上に指を置き，踵腓靭帯を触知する．

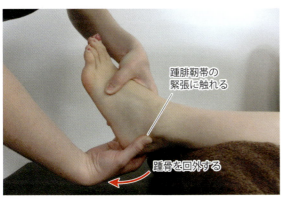
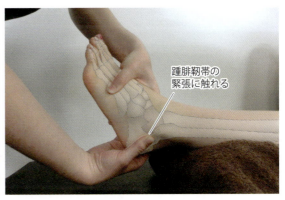

外果の下端に触れ，踵骨を回外することでグッと迫り出す踵腓靭帯の緊張を触れることができる．

4 長・短腓骨筋の触診

1 足関節外側面の筋の外観

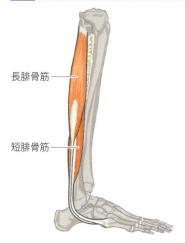

長腓骨筋
短腓骨筋

2 長腓骨筋の触診 movie 7-12

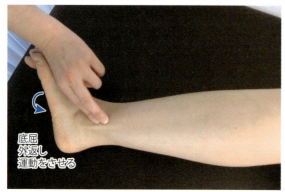
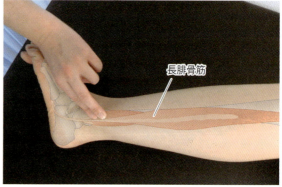

底屈外返し運動をさせると外果の後方でボコッと長腓骨筋腱が浮き出てくる．外果上方に指を置き，指先を後方へ軽く押すようなイメージで底屈外返し運動を行わせながら長腓骨筋腱の外側縁を触れていく．

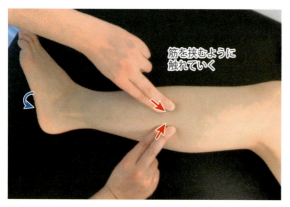

およそ下腿中央から筋腹が出現してくる．それを指標に近位方向へ，両側から筋腹を挟むように腓骨頭まで触れていく．

足関節，足 Part 7

3 長腓骨筋とヒラメ筋の触り分け movie 7-12

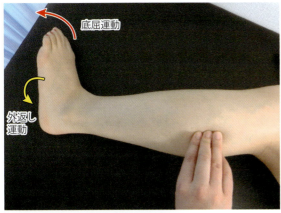
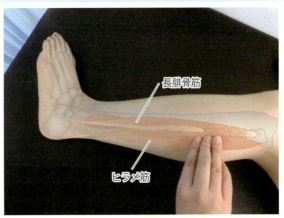
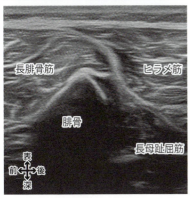

近位側で，長腓骨筋後縁にはヒラメ筋が重なり合っており，筋間がわかりにくい．そのため，外返し運動と底屈運動を交互に行うことで筋間を確認していく．

4 短腓骨筋の触診 movie 7-12

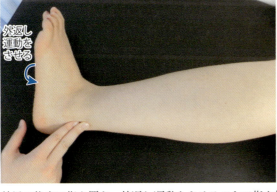
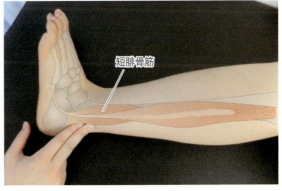

外果の後方に指を置き，外返し運動をさせることで指を押し上げてくる短腓骨筋の後縁に触れることができる．近位方向へは長腓骨筋後縁に向かって真上に，遠位方向へは第5中足骨粗面に向かう短腓骨筋腱を触知していく．

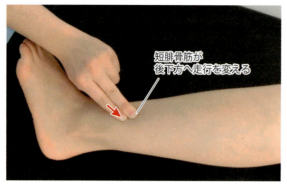

短腓骨筋の前縁は長腓骨筋前縁の下で触れる．そのまま遠位へ追っていくと腓骨に触れ，この位置から短腓骨筋は後下方へ走行を変える．長腓骨筋腱の深層を触れる際は，長腓骨筋腱の膨隆を抑制させるため収縮させない方が触れやすい．

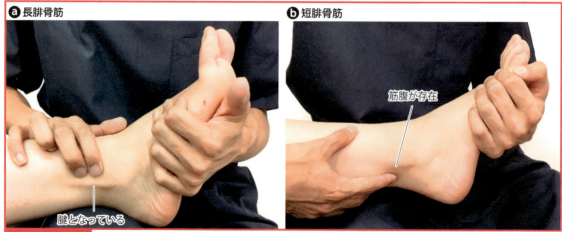

Clinical Tips 長腓骨筋と短腓骨筋の鑑別方法

外果後方で短腓骨筋は筋腹が存在しているのに対し，長腓骨筋は腱となっている．よって，外果後方でコロッとした腱は長腓骨筋腱，その深層後方に触れることができる筋腹は短腓骨筋として判断できるとともに，腱を押して圧痛があれば長腓骨筋，その深層に圧痛があれば短腓骨筋として判断することができる．

3 足関節内側面
medial ankle

工藤慎太郎, 佐藤貴徳

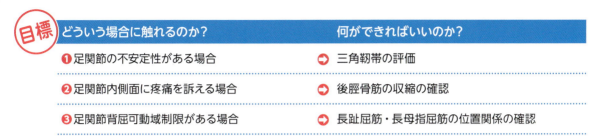

目標	どういう場合に触れるのか？	何ができればいいのか？
❶	足関節の不安定性がある場合	三角靭帯の評価
❷	足関節内側面に疼痛を訴える場合	後脛骨筋の収縮の確認
❸	足関節背屈可動域制限がある場合	長趾屈筋・長母指屈筋の位置関係の確認

1 足関節内側面の解剖学

① 骨（図1）

- **載距突起**：台状に張り出し距骨を載せて支える骨突起．脛踵靭帯の付着部であるとともに長母趾屈筋の支点としても機能する．
- **距骨後突起**：距骨後面にある骨突起．内側結節と外側結節があり，この間を長母趾屈筋が通る．

② 筋（図2）

筋名	起始	停止	神経支配	作用
後脛骨筋 tibialis posterior	下腿骨間膜後面の上半，脛骨後面，腓骨内側面	舟状骨粗面，内側・中間・外側楔状骨，立方骨，第2〜4中足骨底	脛骨神経	足関節底屈，足部の回外・内転
長母趾屈筋 flexor hallucis longus	腓骨後面下2/3，下腿骨間膜の腓骨側	第1末節骨底，第2・3趾末節骨底（第1趾のみに停止する例は少なく，多くの例で2，3趾にも停止する）	脛骨神経	足関節底屈，足部の回外・内転，第1趾および第2・3趾の屈曲
長趾屈筋 flexor digitorum longus	脛骨後面中央1/3，下腿骨間膜	第2〜5趾末節骨底	脛骨神経	足関節底屈，足部の回外・内転，第2〜5趾の屈曲

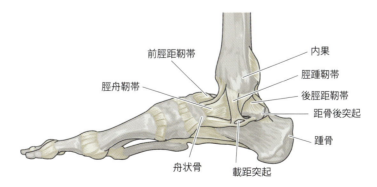

図1 ● 足関節内側面の靭帯

③ 靭帯（図1）

- **三角靭帯**：足関節内側に扇状に広がって位置する強靭な靭帯であり，距腿関節および距骨下関節を内側から補強している．付着部により前方から次の4つの線維が存在する．
  - **前脛距靭帯**；内果前方と距骨頸内側を結ぶ靭帯．脛舟靭帯の深層にあり表面からの観察は困難．
  - **脛舟靭帯**；内果前方と舟状骨内側・上方を結ぶ靭帯．
  - **脛踵靭帯**；内果下端と踵骨の載距突起を結ぶ靭帯．脛舟靭帯の一部を覆う．三角靭帯のなかで最も強靭．
  - **後脛距靭帯**；内果後方と踵骨後突起の内側結節を結ぶ靭帯．

④ その他（図2）

- **後脛骨動脈**：膝窩動脈由来の動脈であり，脛骨神経を伴ってヒラメ筋腱弓下を通過後，腓骨動脈を分岐する．その後，内果後方を回り込み，内側および外側足底動脈に分岐する．
- **脛骨神経**：後脛骨動脈の後外側を伴走し，内果後方を回り込み，内側および外側足底神経に分岐する．主に下腿の内側および後面の筋を支配する．

2 足関節内側面の触診の目標

① 三角靭帯の触診

三角靭帯は表層の脛舟靭帯・脛踵靭帯と，深層の前脛距靭帯・後脛距靭帯に分かれ，表層は距骨下関節の可動性や安定性に，深層は距腿関節の可動性や安定性に関与する．

足関節背屈位では後脛距靭帯が，足関節底屈位では前脛距靭帯と脛舟靭帯がそれぞれ緊張し制動する．**脛踵靭帯**は底背屈とともに一定の緊張を保ち，距骨下関節の外反を制動する強靭な靭帯となる．

三角靭帯損傷は距骨下関節の外反強制によって起きるが，強靭であるがゆえ，単独損傷はまれ

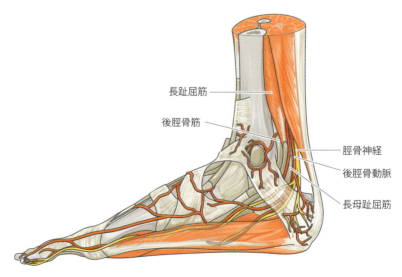

図2 ● 足関節内側面（外観）

であり，内果の剝離骨折を伴うことが多い．内果骨折を受傷している場合は，骨折部のみでなく，三角靱帯損傷があることも頭に入れたうえで詳細な鑑別をする必要がある．損傷後の三角靱帯は過伸張を伴うことがあり，外反扁平足につながる．また，内反尖足の二次的障害として，後脛骨筋だけでなく，三角靱帯の後方線維である**脛踵靱帯**や**後脛距靱帯の拘縮**も起きている可能性を知っておく必要がある．

② 後脛骨筋の収縮の確認のための触診

後脛骨筋は下腿後面深層を下行し，腱となった後，内果の後方で走行を大きく変え舟状骨粗面や内側楔状骨など足底へ広く停止する．後脛骨筋が収縮することで舟状骨や内側楔状骨を上方へ引き上げる作用を有するため，内側縦アーチの保持に寄与している．また，後脛骨筋は足関節底屈筋でもあるため，下腿三頭筋とともに歩行立脚後期に筋活動のピークを迎える．そのため，このときに長軸方向の滑走性とともに強い伸張力が求められる．その結果，走行を変える**内果後方部**と付着部である**舟状骨粗面**はストレスを受けやすく，圧痛部位となりやすい．

③ 長趾屈筋・長母指屈筋の位置関係の確認のための触診

指標となるのは**内果・後脛骨動脈・アキレス腱**である．内果後方，かつ後脛骨動脈の前方に長趾屈筋腱が，後脛骨動脈の後方，かつアキレス腱の前方に長母指屈筋が存在するため，**後脛骨動脈の位置**を把握しておく必要がある（アキレス腱の触診については**Part 7-4**を参照）．

足関節の背屈制限というと下腿三頭筋を思い浮かべるかもしれないが，**長趾屈筋**，**長母趾屈筋**による影響も大きい．特に長母趾屈筋は下腿後面深層を走行し，その筋腹は距骨後方を通ってから内側へ走行を変えるため（図3），柔軟性が低下すると，距骨の後方移動を妨げることになり，背屈制限を招くこととなる．

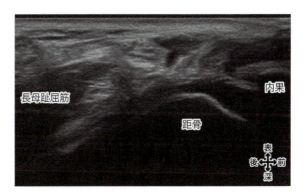

図3● 内果後内側の位置関係

3 三角靱帯の触診

1 三角靱帯の外観

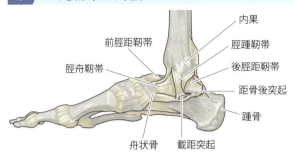

2 脛舟靱帯・前脛距靱帯の触診 movie 7-13

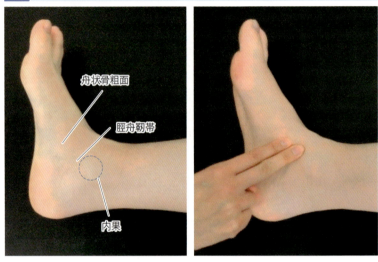

内果前方と舟状骨粗面の延長線上に指を置き，脛舟靱帯を触知する．

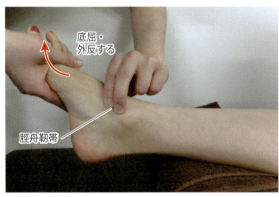
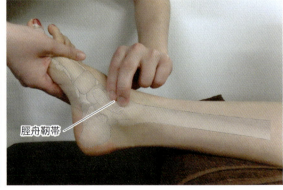

足関節を底屈・外反することで脛舟靱帯の緊張を触知する．深層には前脛距靱帯が存在するが，直接触れるのは難しい．

足関節，足 Part 7

3 脛踵靱帯の触診 movie 7-13

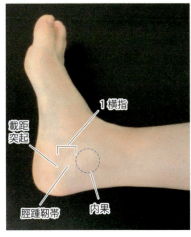
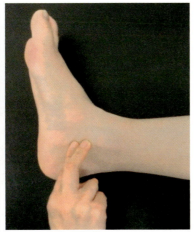

内果下端と載距突起の線上に指を置き，脛踵靱帯に触れる．載距突起は内果下端から約1横指下で触れることができる．

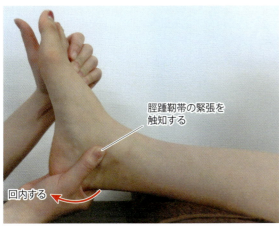
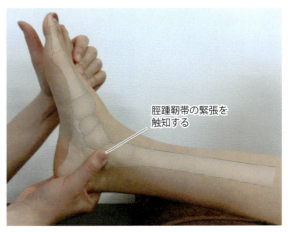

踵骨を回内することでパツッ張ってくる脛踵靱帯の緊張を触知する．

4 後脛距靱帯の触診 movie 7-13

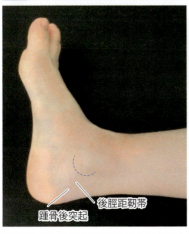
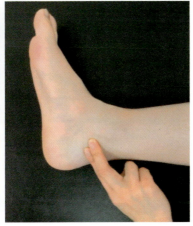

内果後方と踵骨後突起の線上に指を置き，後脛距靱帯を触知する．

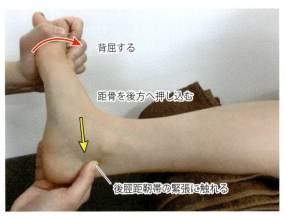
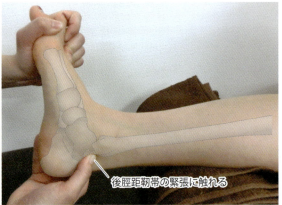

足関節を背屈するとともに距骨を後方へ押し込むようにすると後脛距靱帯の緊張に触れることができる．

4 足関節内側面の筋の触診

1 足関節内側面の筋の外観

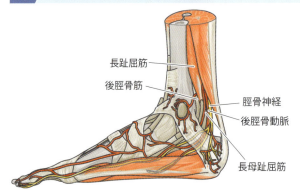

2 後脛骨動脈の触診 movie 7-14

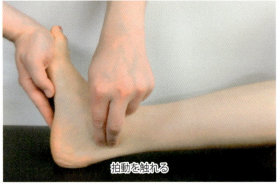

内果後縁に指を当てて，後脛骨動脈の拍動を触れる．後深層には脛骨神経が隣接する．

3 内果後方での筋の位置関係

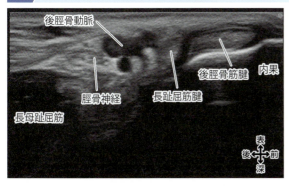

内果後方の筋の位置関係は，前方から後脛骨筋，長趾屈筋，後脛骨動脈および脛骨神経を挟んで，長母趾屈筋となっている．

4 後脛骨筋の触診 movie 7-15

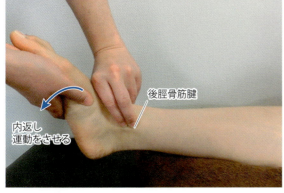

内返し運動をさせることで内果の後方（後脛骨動脈の前方）にコロッとした後脛骨筋腱が表層に現れる．

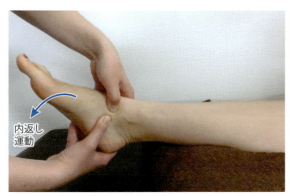 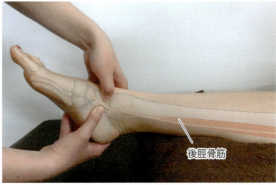

後脛骨筋腱に沿って指を置き，内返し運動を繰り返させることで，ボコッと出っ張った舟状骨粗面まで後脛骨筋腱を追っていくことができる．

5 長趾屈筋の触診 movie 7-16

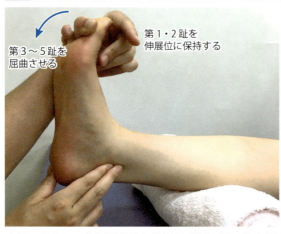

内果の後方かつ後脛骨筋腱と後脛骨動脈の間に指を置き，深層からボコッと浮き上がってくる長趾屈筋腱に触れる．
第3〜5趾の屈曲運動をさせることで腱の滑走を触知する．
第1・2趾を伸展位に保持し，第3〜5趾を屈曲させることで長母趾屈筋は収縮しにくくすることができる．

6 長母趾屈筋 movie 7-17

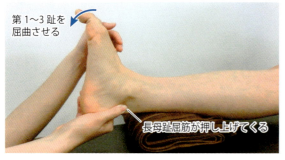

後脛骨動脈の後方かつアキレス腱の前方に指を深く入れ，深層から指を押し上げてくる長母趾屈筋を触れる．距腿関節の後方を触れるように押し込み深層に指を進める．第4・5趾を伸展位に保持し，第1〜3趾の屈曲運動をさせることで長趾屈筋は収縮しにくくすることができる．

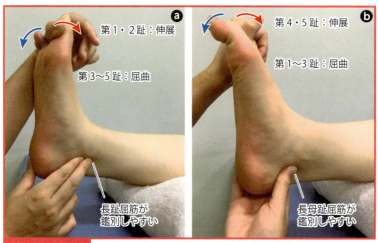

Clinical Tips 長趾屈筋と長母指屈筋の触り分け方法

a）第1・2趾を伸展位で保持し，第3〜5趾の屈曲運動を行わせると長母趾屈筋は収縮しにくくなるため，長趾屈筋の鑑別がしやすい．

b）第4・5趾を伸展位で保持し，第1〜3趾の屈曲運動を行わせると長趾屈筋は収縮しにくくなるため，長母趾屈筋の鑑別がしやすい．

Part 7 足関節，足

4 足関節後面
posterior ankle

工藤慎太郎，佐藤貴徳

どういう場合に触れるのか？	何ができればいいのか？
❶ アキレス腱に疼痛を訴える場合	➡ アキレス腱の圧痛検査
❷ 下腿三頭筋の筋力低下がある場合	➡ 下腿三頭筋の収縮の確認

1 足関節後方の解剖学

① 骨（図1）

- **踵骨隆起**：踵骨後面にある骨隆起．アキレス腱に引っ張られることで膨隆する．

② 筋（図1）

筋名	起始	停止	神経支配	作用
腓腹筋 gastrocnemius	内側頭：大腿骨内側上顆，膝関節包後面 外側頭：大腿骨外側上顆	踵骨隆起	脛骨神経	足関節底屈，膝関節屈曲
ヒラメ筋 soleus	脛骨ヒラメ筋線，腓骨頭と腓骨頭後面	踵骨隆起	脛骨神経	足関節底屈

③ 靭帯・その他

- **アキレス腱**：人体で最も強靭で厚い腱．腓腹筋およびヒラメ筋の停止腱となり，踵骨隆起に付着する．踵骨腱ともいう．
- **Kager's fat pad**（図2）：アキレス腱，アキレス腱下滑液包，長母趾屈筋，踵骨で囲まれた脂肪組織であり，各組織間の滑走やアキレス腱下滑液包の内圧調整などを行っている．

2 足関節後方の触診の目標

① アキレス腱の圧痛検査のための触診

アキレス腱は，その構造上，血管に富む疎性結合組織性の腱傍組織（パラテノン）に覆われ周辺組織と結合している．ランニングやダッシュ，ジャンプなどの着地時に距骨下関節の回外あるいは回内が強制されるとアキレス腱の外側あるいは内側に過剰な伸張ストレスが生じる．このストレスにより腱傍組織に炎症が生じるとアキレス腱部に疼痛を訴えることがある．

また，アキレス腱は捻じれ構造を呈しており，程度は違うものの，一様に内側から外側方向への捻れを有している[1]．そのため，**腱の疼痛部位を明確にする必要**がある．

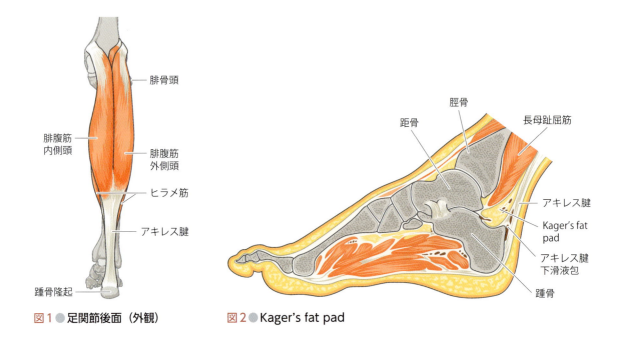

図1 ● 足関節後面(外観)　　図2 ● Kager's fat pad

② 下腿三頭筋の収縮確認のための触診

　腓腹筋とヒラメ筋で構成される下腿三頭筋は,足関節底屈筋群の中で最も強大な筋である.単関節筋の**ヒラメ筋が足関節底屈のみに作用する**のに対し,**腓腹筋**は膝関節をまたぐ二関節筋であり,**膝関節屈曲にも作用する**.この腓腹筋は内側頭と外側頭にわかれそれぞれ大腿骨の内側上顆,外側上顆に付着する.特に内側頭は後方関節包にも付着しており,膝関節屈曲時に関節包を後方へ引き寄せることにより,挟み込みを防いでいる.

　下腿三頭筋は,歩行中の立脚後期に筋活動のピークをむかえ,推進力を生み出す役割を担っている.そのため,下腿三頭筋に筋力低下があると,歩行速度や歩幅は大きく低下する.そのような場合のトレーニングとしてカーフレイズを用いることがある.この際,足部外転位で実施することで,腓腹筋内側頭の筋活動が増加する[2]など,足部の位置によって筋活動の程度は変化するため,収縮の程度を確認するためにも**腓腹筋とヒラメ筋の触り分けできる技術**が必要となる.

　また,臨床上,足関節背屈制限がある症例に対して下腿三頭筋のストレッチングを行うことも多い.江玉らは,アキレス腱が外側方向へねじれ構造を呈していることから,足関節背屈,膝関節伸展位に加え,足関節内反を伴うことで腓腹筋内側頭が選択的にストレッチングされることを報告している[3].このようにストレッチングを用いて治療を展開していくためにも下腿三頭筋の触り分けは必要となる.

3 踵骨およびアキレス腱の触診

1 踵骨の触診 movie 7-18

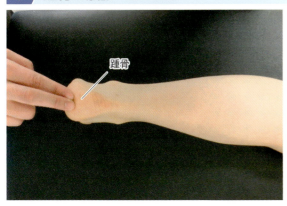

踵骨近位部の内・外側縁から触れ，丸みに合わせて内外側から遠位へ指を進める．

2 アキレス腱（表層）の触診 movie 7-19

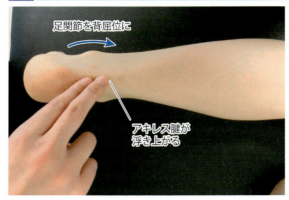

アキレス腱の表層は足関節を背屈位にすると，明らかに浮き上がってくるため視覚的にも確認できる．そのまま浮き上がった腱に指を置き，触知する．

3 アキレス腱（内側）の触診 movie 7-19

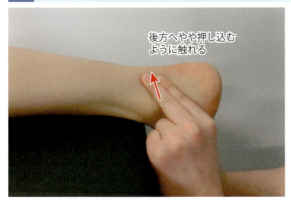

アキレス腱の内側は表層からアキレス腱の輪郭に沿って内側へ指をすべらせた後，アキレス腱を後方へ向かってやや押し込むようにして触れる．深層も指を入れて触知する．

4 アキレス腱（外側）の触診 movie 7-19

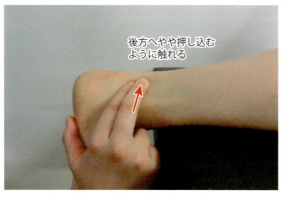

アキレス腱の外側は内側と同様に後方へ向かってやや押し込むように触れる．深層も指を入れて触知する．

4 下腿三頭筋の触診

1 下腿三頭筋の外観

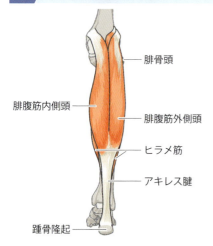

腓腹筋内側頭　腓骨頭　腓腹筋外側頭　ヒラメ筋　アキレス腱　踵骨隆起

2 腓腹筋内側頭の触診 movie 7-20

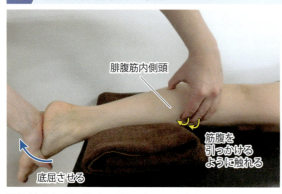
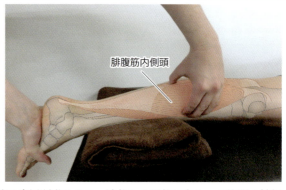

腓腹筋内側頭の筋腹は外側頭に比べ遠位まである．足関節の底屈運動をさせ，遠位から近位に向かって筋間を触知していく．腓腹筋内側縁は内側へ回し込んだ指で筋腹を引っかけるようにして触れる．近位1/3あたりでは，脛骨後内側縁付近まで筋腹があることに注意する．

足関節，足 Part 7

3 腓腹筋外側頭の触診 movie 7-21

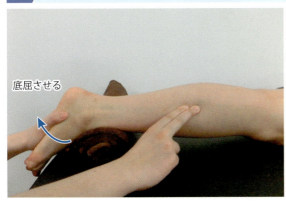

底屈させる

腓腹筋外側頭は内側頭同様に底屈運動をさせながら筋間から触知していく．腓腹筋外側縁は腓骨頭から1〜1.5横指後方に存在するため，それを指標とする．底屈運動をさせながら外側縁を触知する．また下端の長さは内側頭より短い．

4 腓腹筋内側頭・外側頭筋間の触診

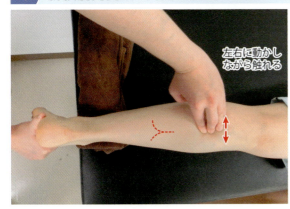

左右に動かしながら触れる

腓腹筋を収縮させると，筋間がわかりにくい場合がある．その時は，腓腹筋を収縮させずに内外側頭下端から縁取った境目に指を押し当て左右へ動かしながら確認すると，比較的わかりやすいことがある．

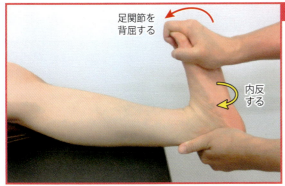

足関節を背屈する

内反する

Clinical Tips 腓腹筋内側頭の選択的ストレッチング

腓腹筋内側頭由来の腱は，ねじれを呈して踵骨外側へ停止していくため，足関節内反を伴いながら背屈することで腓腹筋内側頭を選択的にストレッチングすることができる．

5 ヒラメ筋の触診 movie 7-22

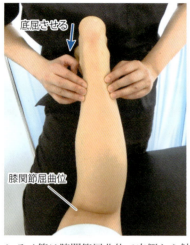
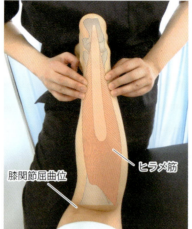

ヒラメ筋は膝関節屈曲位で内側から触知していく．膝関節屈曲位にて底屈運動をさせることで腓腹筋を収縮しにくくできる．アキレス腱からヒラメ筋の内側および外側縁を近位方向に触れていく．

ⓐ 外側縁
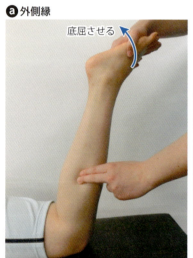

ⓑ 内側縁
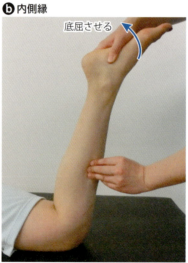

ⓒ 近位部
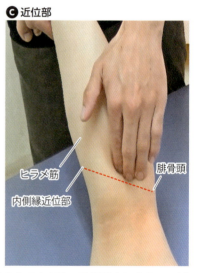

a）ヒラメ筋の外側縁は腓骨頭より後方に存在するため指標とする．底屈運動をさせながら，腓骨後方に向かって近位方向へ触知する．
b）ヒラメ筋の内側縁は下腿中央から近位1/4あたりで脛骨内側縁に付着するため指標となる．
c）ヒラメ筋の近位部は腓腹筋の深層に位置するため触知しにくい．内側縁近位部から腓骨頭に向かって付着することをイメージして指を深層に押し込むようにして触知する．

文献
1) Edama M, et al：The twisted structure of the human Achilles tendon. Scand J Med Sci Sports, 25：e497-e503, 2015
2) Akuzawa H, et al：The influence of foot position on lower leg muscle activity during a heel raise exercise measured with fine-wire and surface EMG. Phys Ther Sport, 28：23-28, 2017
3) Edama M, et al：Effective and selective stretching of the medial head of the gastrocnemius. Scand J Med Sci Sports, 25：242-250, 2015

Part 7 足関節, 足

5 足背部
dorsal foot

工藤慎太郎, 濱島一樹

どういう場合に触れるのか？	何ができればいいのか？
❶ 足部縦アーチの異常が生じる場合	➡ 内側・外側縦アーチに関する評価と治療
❷ 開帳足が生じる場合	➡ 足部横アーチに関する評価と治療
❸ 足背部に疼痛が生じる場合	➡ 足背部の筋の評価と治療

1 足背部の解剖学

① 骨 (図1)

- 舟状骨：内側縦アーチの要石．舟状骨粗面は，後脛骨筋の付着部である．
- 内側楔状骨：内側・中間・外側楔状骨は，舟状骨と中足骨の間のスペーサーとして機能する．
- 第1中足骨：中足骨のなかでも，最も短くて最も太い．
- 第2～4中足骨：第2～4中足骨は細長い形状をしており，中足骨底は足背面で足底面より広い．第2中足骨は，3つの楔状骨で構成された"ほぞ穴"にはまり込み，堅固に連結している．
- 第5中足骨：短腓骨筋の付着部である第5中足骨粗面がある．
- 立方骨：外側縦アーチの要石．長腓骨筋腱で占められる著明な溝が，立方骨の底面を横切る．

② 筋 (図2)

筋名	起始	停止	神経支配	作用
短趾伸筋 extensor digitorum brevis	踵骨の背側，一部は下伸筋支帯の内面	第2～4趾の趾背腱膜・第2～4趾の中節骨底	深腓骨神経	第2～4趾中足趾節 (MTP) 関節，近位趾節間 (PIP) 関節における背屈
短母趾伸筋 extensor hallucis brevis	踵骨の背側	第1趾の趾背腱膜・第1趾の基節骨底	深腓骨神経	第1趾の中足趾節 (MTP) 関節，趾節間 (PIP) 関節における背屈

- 短趾伸筋：長趾伸筋の深層に位置する．
- 短母趾伸筋：長母趾伸筋の深層に位置する．踵骨に短趾伸筋と共通の起始をもつ．

③ 靱帯・その他

- 足背動脈：伸筋支帯の下で足背動脈となり，長母趾伸筋腱の外側を走行する．末梢循環障害患者に対しては，足背動脈の拍動を確認することが，下肢血流の有無の目安となる．

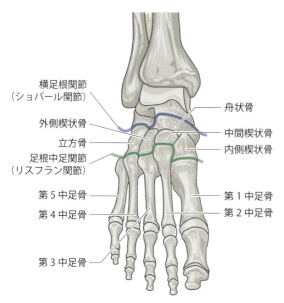

図1 ● 足部背側面（外観）

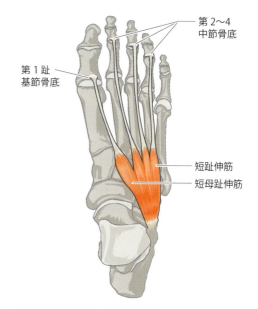

図2 ● 短趾伸筋と短母趾伸筋

2 足背部の触診の目標

① 内側・外側縦アーチの評価と治療のための触診

　内側縦アーチによる荷重分散機能の破綻は，下腿・足部疾患のみならず，他の関節にも影響を与える（表1）．患者の症状に対する考察を行ううえで，縦アーチを構成する骨の正確な触診技術が必要である．

　内側縦アーチは，踵骨・距骨・舟状骨・内側楔状骨・第1中足骨で形成される足部アーチ機構の1つである（図3）．一般的な内側縦アーチの評価では，床面から舟状骨下端部までの高さを，踵骨後面から第1中足骨頭までの足長で除した百分率で求める（図4）．そのため**舟状骨の正確な触診技術**が必要になる．また荷重下での骨部位の触診は，軟部組織の硬化により難しくなる．したがって**軟部組織と骨の境界を正確に触診する技術**が求められる．

　外側縦アーチは，第5中足骨，立方骨，踵骨で形成する足部アーチ構造である（図5）．下腿三頭筋の推進力を伝達しやすいよう，非常に堅固なものとなっている．外側の**横足根関節（ショパール関節）**の可動性は低いが，**足根中足関節（リスフラン関節）の可動性は高い．**これらの可動性に異常が生じると，足部の不安定性や変形が助長されるため，各骨を正確に触れて，可動性を把握できる必要がある．

② 横アーチの評価と治療のための触診

　足部横アーチは，前足部と中足部に分かれる（図6）．前足部横アーチは，5つの中足骨で構成

表1 ● 内側縦アーチの破綻と影響

内側縦アーチの過度な低下	扁平足障害として知られる．扁平足障害では，荷重時の足部や膝関節のアライメント異常から，足底腱膜炎やシンスプリントといった足部・下腿部の障害の起因となる．
内側縦アーチの過度な上昇	凹足として知られる．凹足では，内側縦アーチの柔軟性の低下が生じ，荷重を分散する機能が発揮できない．そのため，荷重の集中が生じ，足部の疲労骨折の起因となる．

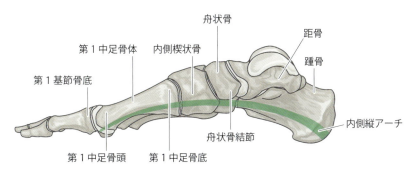

図3 ● 内側縦アーチ

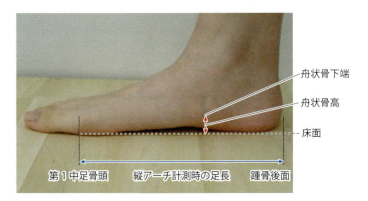

図4 ● 内側縦アーチの測定

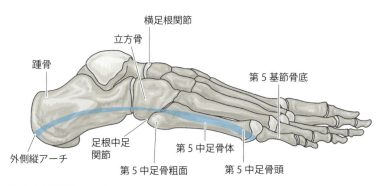

図5 ● 外側縦アーチ

され，中足部横アーチは，内側・中間・外側楔状骨と立方骨で構成される．足部横アーチの低下は，**開帳足**として知られている．また前足部横アーチの機能低下はスポーツ外傷を惹起することや転倒のリスクを高めるため問題になる．そのため，前足部を構成する**中足骨間を動かすことのできる触診技術**が必要になる．

③ 足背部の筋の評価と治療のための触診

足背近位外側部の疼痛（足関節前外側周囲）は，足関節内反捻挫後に生じることがある．この部分は短趾伸筋や短母趾伸筋の起始部であり，足関節内反捻挫後の理学療法においては，関節不安定性の確認のみならず，**短趾伸筋・短母趾伸筋の収縮**を確認するための触診技術が必要になる．

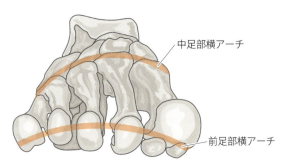

図6 ● 足部横アーチ

3 内側・外側縦アーチの評価と治療のための触診

1 舟状骨の触診　movie 7-23

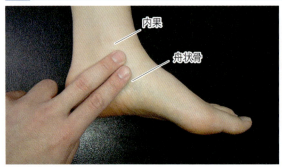
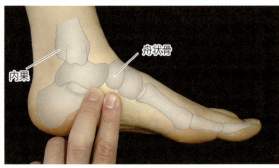

舟状骨は，内果前下端から2横指前下方に位置する．舟状骨結節の丸みに合わせ，指を下方に滑り込ませ，舟状骨下端を触診する．舟状骨下縁部を，前方・後方に触れていく．

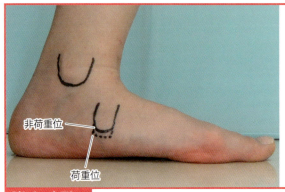
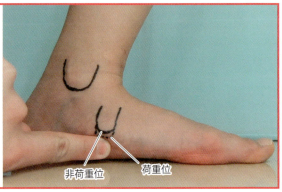

Clinical Tips 荷重時の舟状骨の触診

荷重に伴い，舟状骨は底内側に降下する．また，荷重により舟状骨の底側に位置する母趾外転筋が硬化する．
内果前下端から，2横指前下方に舟状骨結節が位置する．舟状骨結節を目安に，指を底側に滑り込ませ，硬化した母趾外転筋と舟状骨の鑑別を行う．

足関節，足 Part 7

2 楔舟関節の触診 movie 7-24

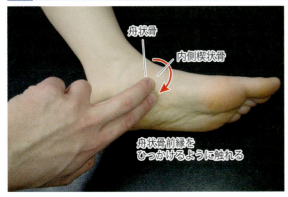

舟状骨結節から前方に指を進めると，ストンと指が外側に落ちる部位がある．ここが，舟状骨と内側楔状骨との裂隙の楔舟関節である．
舟状骨前縁をひっかけるように，裂隙を触診する．

3 内側楔状骨の触診 movie 7-25

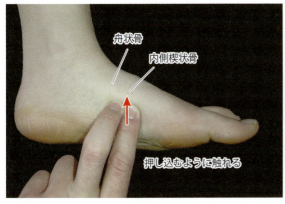
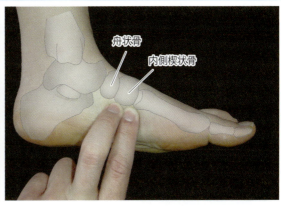

内側楔状骨の底側に指をあてグッと押し込むようにして，内側楔状骨の底面を触れる．内側楔状骨の底面が確認できたら，前方に向かって触診を進める．

4 足根中足関節の触診 movie 7-26

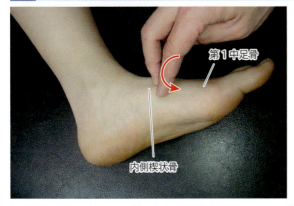

足根中足関節の触診は，第1中足骨を確認することから進める．第1中足骨体部を触れ，後方に指を進め，中足骨底部の丸みに沿って指を押し込むと，足根中足関節が触れられる．

271

5 第1中足骨体部の触診 movie 7-27

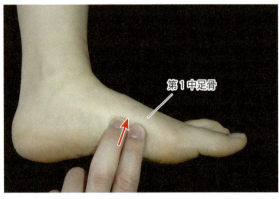
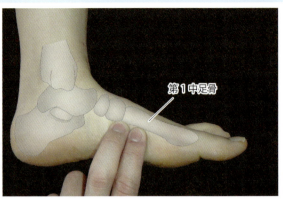

第1中足骨体部を底側から確認し，中足骨下縁部を前方・後方に指を進める．

6 第1中足骨頭の触診 movie 7-28

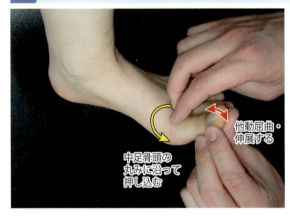

第1中足骨頭と基節骨底の裂隙は，MTP関節を他動的に屈曲・伸展し，確認する．
単純に背側から底側に押し込むだけでなく，中足骨頭の丸みに沿って，指を押し込む．

7 第5中足骨の触診 movie 7-29

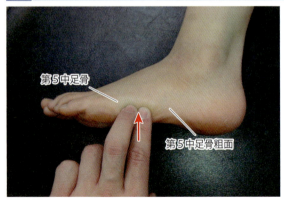

第5中足骨体部を外側から触れ，指を底面へ進めていく．
中足骨下縁を，後方・前方へと確認していく．

8 第5中足骨粗面の触診 movie 7-30

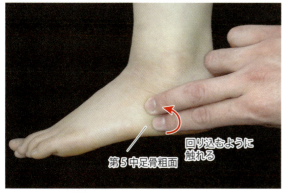
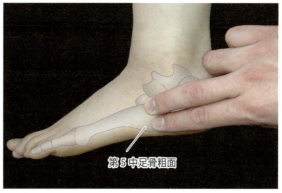

第5中足骨体部からクルッと回り込むように，後方から背内側に指を進め第5中足骨粗面の触診を行う．

9 立方骨の触診 movie 7-31

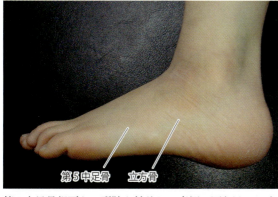
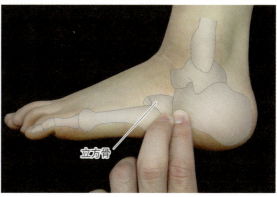

第5中足骨粗面との裂隙を触診し，底側に回り込み，立方骨を触診する．立方骨を外側から触れる際には，小趾外転筋が底側に位置するため，グッと押し込むように触れる．

10 立方骨踵立方関節の触診

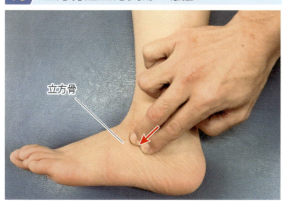

立方骨の底面の触診を，後方に向かって進め，立方骨と踵骨との裂隙を確認する．立方骨の底側から回り込むように背側に向かって触診する．立方骨と踵骨の裂隙が確認できたら，指を背側に向かって進める．

4 横アーチの評価と治療のための触診

1 横アーチの外観

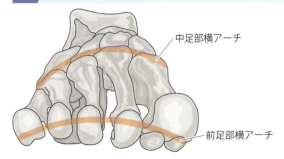

中足部横アーチ
前足部横アーチ

2 第2〜4中足骨の触診 movie 7-32

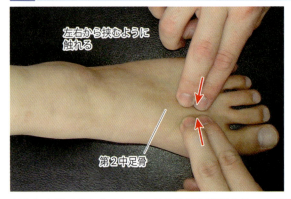

左右から挟むように触れる
第2中足骨

左右から指で挟むように，中足骨体部を確認する．中足骨頭部は，MTP関節の他動伸展により，基節骨との裂隙を触れる．
足趾の伸筋腱が表層にあるため，足趾の力を抜き，触診する．

3 第2〜4中足骨の触診

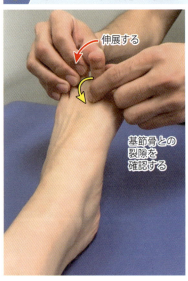

伸展する
基節骨との裂隙を確認する

中足骨頭部の触診は，MTP関節他動伸展運動を行い，基節骨との裂隙を確認する．

4 第2〜4中足骨底の触診 movie 7-33

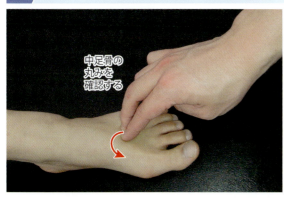

前方から後下方に向かって指を差し込み，コロッとした中足骨の丸みを触診する．

Clinical Tips 中足骨間の可動性確認 movie 7-34

隣接する2つの中足骨の骨底部を把持し，底背屈方向に動かす．
各中足骨の形状を意識して，関節面に沿うように動かすことが重要となる．

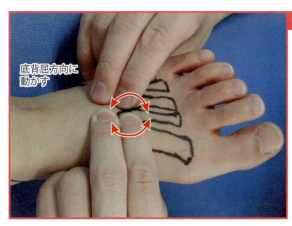

5 足背部の筋の評価と治療のための触診

1 足背部の外観

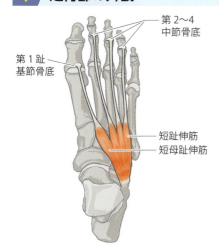

2 短趾伸筋外側縁の触診 movie 7-35

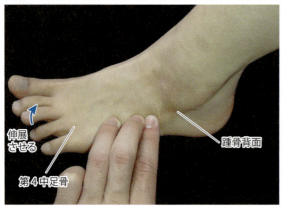
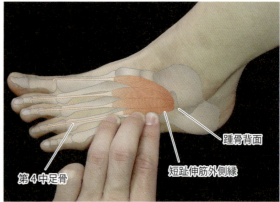

踵骨背面と第4中足骨を結ぶ線上に指をあて，筋腹を触診する．
足趾の伸展により，第4中足骨に向かう短趾伸筋の筋腹が確認できる．

3 短母趾伸筋内側縁の触診 movie 7-36

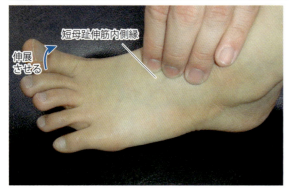

踵骨と第1中足骨を結ぶ線上に，指を置く．短趾伸筋と同様，踵骨背側から手を進め，第1趾に向かう筋腹を触診する．
第1趾伸展により，長母趾伸筋の深層に位置する短母趾伸筋の筋腹が確認できる．

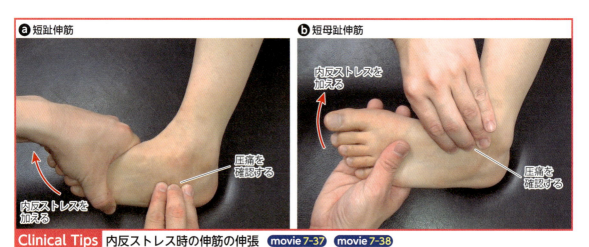

ⓐ 短趾伸筋　　ⓑ 短母趾伸筋

Clinical Tips 内反ストレス時の伸筋の伸張 movie 7-37 movie 7-38

足関節への内反ストレス時に生じる，足背部の疼痛部位を確認する．
短趾伸筋・短母趾伸筋の圧痛を確認し，筋の損傷の有無を確認する．

Part 7 足関節，足

6 足底部
plantar foot

工藤慎太郎，濱島一樹

目標	どういう場合に触れるのか？	何ができればいいのか？
❶	荷重時の足部アーチの異常をきたす場合	足部アーチ支持機構の評価と治療
❷	中足骨頭部に疼痛を訴える場合	中足骨頭部痛の評価と治療
❸	足底部痛を訴える場合	踵部痛の評価と治療

1 足底部の解剖学

① 骨（図1）

- **踵骨隆起**：踵骨の底側部．母趾外転筋や小趾外転筋の起始部である．
- **中足骨頭**：中足趾節間関節を構成する中足骨遠位端である．
- **種子骨**：第1趾底側部にある．内側は母趾外転筋，外側は母趾内転筋が，種子骨を介して停止する．

② 筋（図2）

筋名	起始	停止	神経支配	作用
母趾外転筋 abductor hallucis	踵骨隆起の内側部，屈筋支帯，足底腱膜，舟状骨粗面	第1趾の内側種子骨を介して，第1基節骨底内側	内側足底神経	第1趾の外転，第1中足趾節（MTP）関節屈曲
小趾外転筋 abductor digiti minimi	踵骨隆起外側突起，外側足底筋間中隔，足底腱膜	第5基節骨底・第5中足骨粗面	外側足底神経	第5趾近位趾節間（PIP）関節の外転と屈曲，第5趾のMTP関節の外転と屈曲，外側縦アーチの支持
短趾屈筋 flexor digitorum brevis	踵骨隆起下面	第2～5趾中節骨底	内側足底神経	第2～5趾PIP関節，第2～5趾MTP関節屈曲，内側縦アーチの支持
母趾内転筋 adductor hallucis	斜頭：立方骨，外側楔状骨，長足底靱帯および第2～4中足骨底，第5中足骨底や舟状骨まで広がる例も存在[1] 横頭：第3～5MTP関節包および第3～5中足骨頭，第5中足骨頭部まで広がる例も存在[1]	斜頭：第1中足骨頭の外側種子骨と第1MTP関節の関節包[2] 横頭：第1中足骨の外側種子骨，第1MTP関節の関節包，第1末節骨底[2]	外側足底神経	第1趾の内転，第1趾MTP関節屈曲

- **母趾外転筋**：足底内側縁の膨らみを形成している．足部内在筋の中でも，最も体積が大きい[3]．
- **小趾外転筋**：足底外側縁の膨らみを形成している．短腓骨筋とともに，外側縦アーチの保持にかかわる．
- **短趾屈筋**：足底腱膜の深層に位置する．
- **母趾内転筋**：斜頭・横頭に分かれる．母趾内転筋斜頭は体積が大きく[3]，横アーチの保持に重要な役割を果たす．

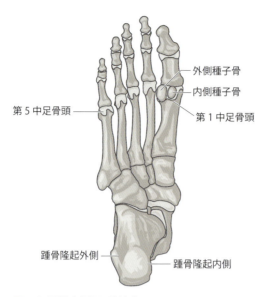

図1● 足部底側面（外観）

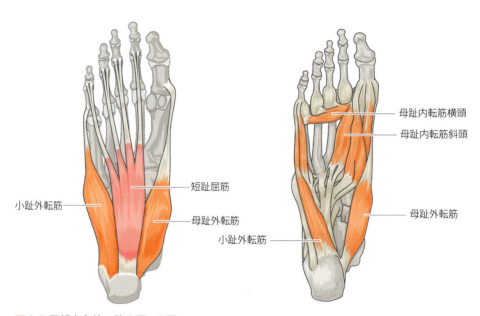

図2● 足部内在筋の第2層・3層

③ 靱帯・その他（図3）

- 足底腱膜：踵骨内側突起から，第1〜5趾に向かって走行する．ウィンドラス機構に関与し，アーチの剛性を高める．

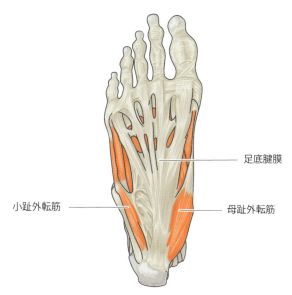

図3 ● 足底腱膜

2 足底部の触診の目標

① 足部アーチ支持機構の評価と治療

　　足部内側縦アーチの支持には後脛骨筋や長腓骨筋などの足関節より近位から起始する筋群（足外来筋群）の他に，足関節より遠位に起始と停止を有する筋群（足内在筋群）も作用する．なかでも**母趾外転筋**は最も体積が大きい筋として知られる[3]．そのため，**母趾外転筋の筋力低下は内側縦アーチの低下のリスク**となる．

　　また，外側縦アーチは本来，長足底靱帯などの強靱な密性結合組織により補強される．そのため，外側縦アーチの崩れは，足部の不安定感や足部の変形を助長する．その場合，外側縦アーチの支持に作用する，**短腓骨筋と小趾外転筋の作用**[4]を評価する必要がある．したがって小趾外転筋の触診による筋緊張や収縮を誘導する技術が必要になる（短腓骨筋の触診については Part 7-2 を参照）．母趾外転筋や小趾外転筋にアプローチするには，起始部である**踵骨隆起の触診**が必要となる．さらに，母趾外転筋や後述する足部横アーチに関わる母趾内転筋の停止部である，**種子骨**やその目安となる第1中足骨頭の触診も重要となる．

② 中足骨頭部痛の評価と治療

　　中足骨頭部の疼痛の多くは，MTP関節で体重を支持する立脚終期に生じる．荷重により扁平化し，荷重応力を分散する機能を有する前足部横アーチの機能低下が，中足骨頭部痛の原因の1つとなる．そのため，横アーチの荷重分散機能の再獲得が必要である．横アーチも外側縦アーチと同様，深横中足靱帯などの密性結合組織により支持される．動的支持機構としては母趾内転筋が関与する．母趾内転筋は横頭と斜頭に分かれ，両頭とも外側種子骨に停止し，収縮により前足部横アーチを挙上させる．母趾内転筋の過緊張や短縮は，荷重に伴う前足部横アーチの柔軟性を低下させる．したがって**母趾内転筋の収縮**を触診し，適切な治療を行うことが重要となる．

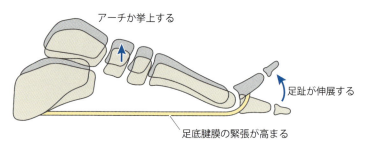

図4 ● ウインドラス機構

③ 踵部痛の評価と治療

　足底腱膜は，内・外側筋間中隔の間に位置する（図3）．足底腱膜は踵骨隆起の内側突起から，前方に向かって広がり，第1〜5趾基節骨に付着する．足底腱膜の疼痛は，足底腱膜の緊張の亢進により生じる．足趾の伸展により足底腱膜の緊張が高まり，前足部の剛性が高まる（ウインドラス機構）（図4）．歩行や走行により足趾は伸展するため，くり返される荷重負荷により，ウインドラス機構が作用することで，過活動に陥ると，足底腱膜には強い牽引力が加わり，踵骨付着部に疼痛が生じる．そのため**足底腱膜の触診と緊張の評価**が必要になる．

3 足底部の触診

1 足底部の骨の外観

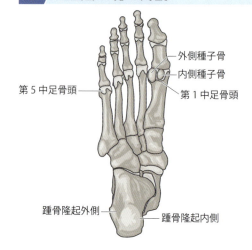

2 踵骨隆起内外側の触診 movie 7-39

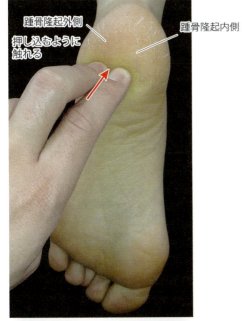
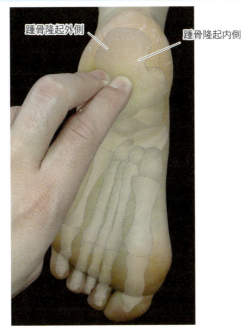
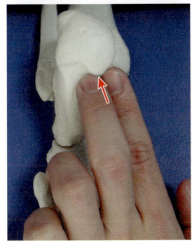

足関節底屈位で，脂肪体の硬化を防ぎつつ，指をグッと押し込む．踵骨の内外側の隆起は，足部内在筋の起始部であるため正確に触れる．

3 第1中足骨頭内側の触診

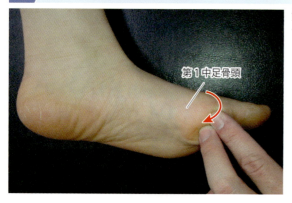

第1中足骨頭の丸みに合わせ，内側から底側に向かって指を進める．

4 第1中足骨頭底側の触診 movie 7-40

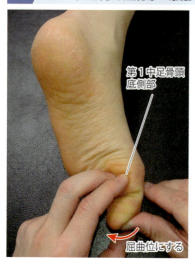

第1中足骨の丸みを底側から触れる際は，第1MTP関節を他動的に屈曲させ，短母趾屈筋を緩め基節骨との裂隙を確認する．

5 種子骨の触診 movie 7-41

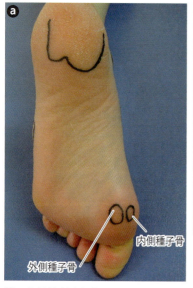
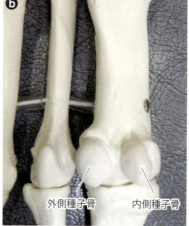

第1中足骨頭底側部のコロンとした2つの丸みのある種子骨を触れる．

足関節，足 Part 7

6 母趾外転筋の触診 movie 7-42 movie 7-43

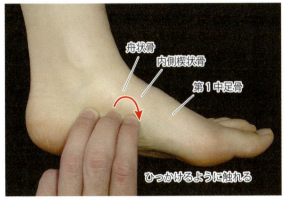
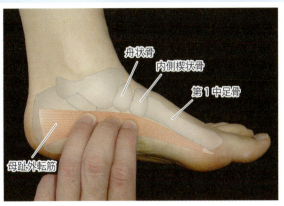

内側の足根骨下端部に指を置く．
底側からひっかけるように，母趾外転筋の筋腹の上縁を触診する．上縁を，前方・後方に向かって触診する．

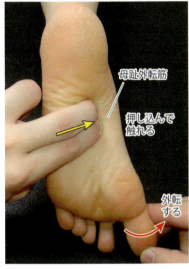

内側から底側へ，母趾外転筋の丸みを確認しつつ指を進める．
底面での母趾外転筋外側縁は，第1趾外転の自動介助運動により触診する．
足底腱膜との間隙に，指をグッと押し込んで触診する．

7 小趾外転筋の触診 movie 7-44 movie 7-45

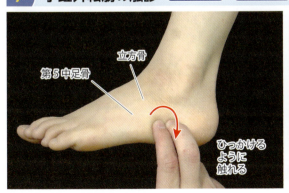
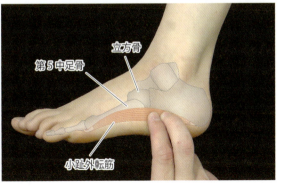

外側の足根骨下端部に指を置く．
底側からひっかけるように，小趾外転筋の筋腹の上縁を触診する．

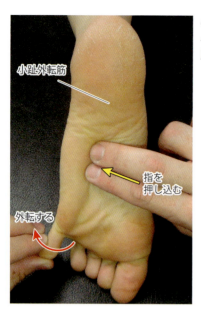

小趾外転筋外側から，底側へと指をすすめる．
小趾外転筋内側縁は，第5趾外転の自動介助運動により触診する．足底腱膜との間隙に，指をグッと押し込んで触診する．

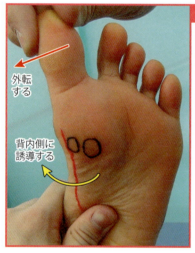

Clinical Tips　母趾外転筋の収縮促通手技　movie 7-46

母趾外転筋の収縮を促通する際には，第1趾外転運動（→）に伴い，母趾外転筋を背内側（⇒）に誘導する．

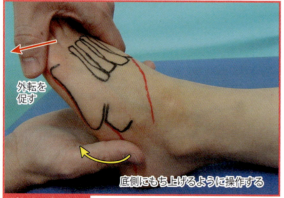

Clinical Tips　小趾外転筋の収縮促通手技　movie 7-47

小趾外転筋の筋腹を外側から圧迫し，底側にもち上げるように操作（⇒）することで，第5趾の外転（→）を促す．

足関節，足 Part 7

8 母趾内転筋横頭の触診 movie 7-48

外側種子骨と中足骨頭を結ぶ線上に指を置き，足趾内転運動によりグッと盛り上がる母趾内転筋横頭の収縮を触診する．

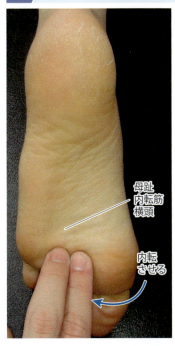

9 母趾内転筋斜頭の触診 movie 7-49

外側種子骨と立方骨を結ぶ線上に指を置き，足趾内転運動により母趾内転筋斜頭の収縮を触診する．

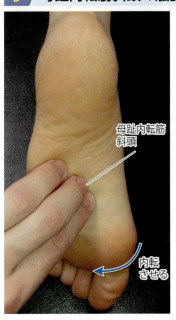

10 母趾内転筋のエコー

母趾内転筋は深層に位置するため,指をグッと奥まで差し込み,深部での収縮を触診する.

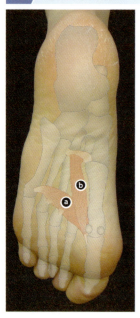

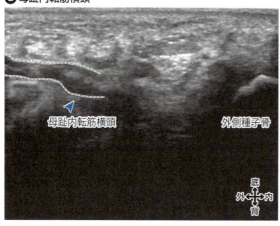

ⓐ 母趾内転筋横頭

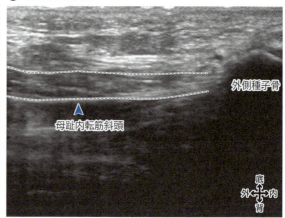

ⓑ 母趾内転筋斜頭

Clinical Tips 母趾内転筋の収縮促通手技 movie 7-50

母趾内転筋の収縮時(⇨)には,前足部を両側から圧迫(→)し,母趾内転筋が収縮時に底背側に広がるスペースを確保する.

両側から圧迫する

収縮する

11 足底腱膜内側の触診 movie 7-51 movie 7-52

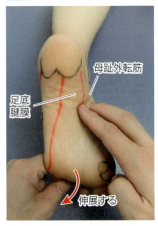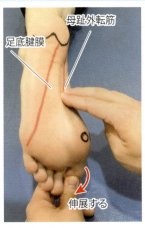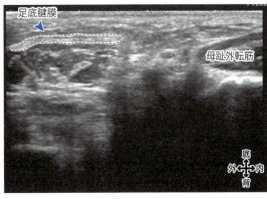

母趾外転筋と足底腱膜内側との境界部に指を置く．
第4・5趾伸展による足底腱膜の伸張と，第1趾伸展による足底腱膜と母趾外転筋の伸張を鑑別し，足底腱膜内側縁を触診する．

12 足底腱膜外側の触診 movie 7-53 movie 7-54

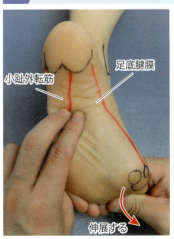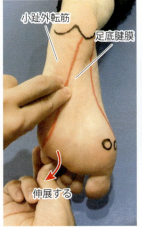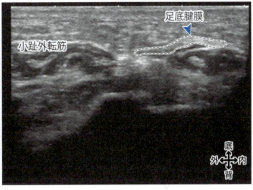

小趾外転筋と足底腱膜外側との境界部に指を置く．
第1趾伸展による足底腱膜の伸張と，第4・5趾伸展による足底腱膜と小趾外転筋の伸張を鑑別し，足底腱膜外側縁を触診する．

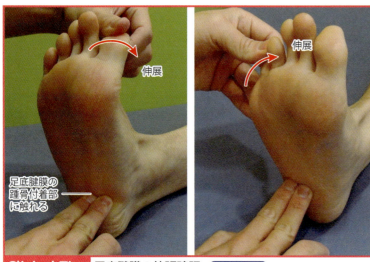

Clinical Tips　足底腱膜の伸張確認　movie 7-55

足底腱膜の踵骨付着部を触診し，足趾を伸展する．第1趾や第5趾，IP関節やMTP関節を伸展した際の伸張の違いを確認し，伸張ストレスが生じている部位を判断する．

13　短趾屈筋の触診　movie 7-56

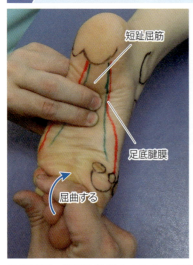
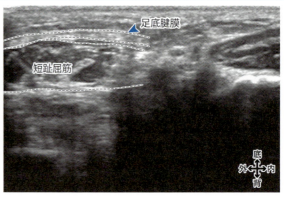

足底腱膜の影響を除外するため，足趾を他動屈曲位として短趾屈筋の触診を行う．足趾他動屈曲位から，足趾等尺性屈曲運動を行い，足底腱膜の深層にある短趾屈筋の収縮を確認する．

■ 文献

1) 荒川高光，他：三次元的視点からみた筋の位置：ヒト足底の深層筋における起始の変異を力学的・機能的に再考する．理学療法，23：424-427，2006
2) 荒川高光，他：三次元的視点からみた筋の位置：ヒト足の母指内転筋における停止の変異に対する比較解剖学的検討．理学療法，22：1516-1519，2005
3) Kura H, et al：Quantitative analysis of the intrinsic muscles of the foot. Anat Rec, 249：143-151, 1997
4) ［運動器疾患の「なぜ？」がわかる臨床解剖学］（工藤慎太郎/編），pp174-177，医学書院，2012

索引

◆ 欧文 ◆

A

A1 pulley 112, 114
A1の靱帯性腱鞘 123
abductor digiti minimi（手指） 111
abductor digiti minimi（足趾） 277
abductor hallucis 277
abductor pollicis brevis 111
abductor pollicis longus 96
acromion-humeral interval 12
adductor hallucis 277
adductor longus 182
adductor magnus 182
adductor pollicis oblique head 111
adductor pollicis transverse head 111
AF 173
AHI 12
AIIS 164
AKPS 201
ALL 226
anterior scalene 136
AOL 68, 69
ASIS 164

B

biceps brachii 51
biceps brachii long head 19
biceps brachii short head 19
biceps femoris long head 193, 225
biceps femoris short head 225
brachialis 51
brachioradialis 70

C・D

C7棘突起 124, 127
coraco brachialis 19
deltoid 19
diaphragm 136
dorsal interosseous 111

E

extensor carpi radialis brevis 70
extensor carpi radialis longus 70
extensor digitorum brevis 267
extensor digitorum communis 70
extensor digitorum longus 239
extensor hallucis brevis 267
extensor hallucis longus 239
extensor pollicis brevis 96
extensor pollicis longus 96
external intercostal 136
external oblique 146

F

flexor carpi radialis 51
flexor carpi ulnaris 51
flexor digitorum brevis 277
flexor digitorum longus 253
flexor digitorum profundus 51
flexor digitorum superficialis 51
flexor hallucis longus 253
flexor pollicis brevis 111

G

gastrocnemius 261
gastrocnemius medial head 211
gemellus interior 193
gemellus superior 193
Gerdy結節 225, 231
gluteus maximus 193

gluteus medius 174
gluteus minimus 174
GPS 166
gracilis 182, 211

I

IGHL 20
iliacs muscle 165
infraspinatus 10
inner most intercostal 136
intercostal 136
internal oblique 146
ITB 226

K～M

Kager's fat pad 261
latissimus dorsi 19
LCL 226
levator scapulae 124
LF 173
lumbar iliocostalis 153
lumbar longissimus 153
lumbricalis 111
MGHL 20
middle scalene 136
multifidus 153

O

obliquus capitis inferior 124
obliquus capitis superior 124
obturator externus 182, 193
obturator internus 193
opponens pollicis 111

P

palmar interosseous 111
palmaris longs 51

pectoralis major ……… 19	sternocleidomastoid ……… 135	**か**
pectoralis minor ……… 41	Struther's arcade ……… 84	外果 ……… 238, 242
peroneus brevis ……… 246	subscapularis ……… 19	回外筋 ……… 70
peroneus longus ……… 246	sulcus test ……… 12	外後頭隆起 ……… 124, 127, 128
PF ……… 173	supinator ……… 70	外側顆上稜 ……… 73
PIIS ……… 192	supraspinatus ……… 10	外側広筋 ……… 200, 209
piriform ……… 193		外側側副靭帯 ……… 226, 231
POL ……… 84, 91, 92	**T**	外側側副靭帯間滑液包 ……… 236
posterior scalene ……… 136	tensor fascia late ……… 174	外側縦アーチ ……… 268
pronator teres ……… 51	teres major ……… 19	外側半月板後節 ……… 233
PSIS ……… 192	teres minor ……… 31	外側半月板前節 ……… 232
psoas major ……… 165	TFCC ……… 97, 104	外側半月板中節 ……… 232
pubic muscle ……… 182	tibialis anterior ……… 239	外転筋 ……… 179
	tibialis posterior ……… 253	外腹斜筋 ……… 146, 147, 150
Q・R	transverse abdominis ……… 146	外閉鎖筋 ……… 182, 193
QLS ……… 32	trapezius ……… 41	外肋間筋 ……… 136
quadratus femoris ……… 193	trapezius pars ascendens ……… 124	下関節上腕靭帯 ……… 20
quadrilateral space ……… 32	triceps brachii lateral head ……… 31, 83	下後腸骨棘 ……… 192, 196
rectus abdominis ……… 146	triceps brachii long head ……… 19, 31, 83	下前腸骨棘 ……… 164, 168
rectus capitis posterior major ……… 124	triceps brachii medial head ……… 31, 83	下双子筋 ……… 193
rectus capitis posterior minor ……… 124		鵞足 ……… 221
rectus femoris ……… 165	**V**	鵞足構成筋 ……… 211
rhomboid major ……… 41	vastus intermedius ……… 200	下腿三頭筋 ……… 264
rhomboid minor ……… 41	vastus lateralis ……… 200	滑膜ヒダ ……… 79
	vastus medialis ……… 200	下頭斜筋 ……… 125
S		下橈尺関節 ……… 96, 105, 106
sartorius ……… 165, 211	◆ **和　文** ◆	下部胸郭 ……… 134, 143
semimembranosus ……… 193, 211		寛骨臼 ……… 164
semispinalis capitis ……… 124	**あ行**	関節上腕靭帯 ……… 20
semispinalis cervicis ……… 124	アキレス腱 ……… 261, 263	関節唇 ……… 175
semitendinosus ……… 193, 211	烏口肩峰靭帯 ……… 11, 14	関節包 ……… 175
serratus anterior ……… 41	烏口突起 ……… 13, 18	
SGHL ……… 20	烏口腕筋 ……… 19	**き**
soleus ……… 261	円回内筋 ……… 51, 61	胸郭アライメント評価 ……… 139
SPF ……… 173		胸郭運動 ……… 137
splenius capitis ……… 124		胸骨 ……… 134
splenius cervicis ……… 124		胸骨下角 ……… 134
		胸骨切痕 ……… 141
		胸骨柄 ……… 134, 140

INDEX

胸鎖関節	18
胸鎖乳突筋	135
胸椎	134
胸腰筋膜	154
棘下窩	10
棘下筋	10, 35
棘下筋の収縮動態	36
棘上窩	10
棘上筋	10, 17
棘突起	153, 158
距骨	238
距骨後突起	253
距腿関節	241

け

脛骨遠位端	242
脛骨外側顆	225, 230
脛骨神経	254
脛骨粗面	200
脛骨粗面内側	211
脛骨内側顆	211, 217
脛舟靱帯	254, 256
脛踵靱帯	254, 257
頚半棘筋	125
頚板状筋	125
楔舟関節	271
月状骨	100
結節間溝	18, 24
肩甲下筋	19, 27
肩甲下筋筋腹	29
肩甲挙筋	125, 127, 130
肩甲挙筋の伸張方法	131
肩甲棘	31, 34
肩甲骨下角	31, 34
肩甲骨上角	31, 34
肩甲骨内側縁	34
腱交差部	108
肩甲上腕リズム	43
肩甲帯	45
剣状突起	140
腱板疎部	11, 15

肩峰	10, 14
肩峰下滑液包	11, 14

こ

後外側路	21
後距腓靱帯	246
後脛距靱帯	254, 257
後脛骨筋	253, 259
後脛骨動脈	254, 258
後斜角筋	136
後斜靱帯	211
項靱帯	125
後殿筋線	173
後頭下筋群	125, 128, 133
広背筋	19, 38
後方脂肪体	87
骨間距踵靱帯	246, 247
固有背筋	154
固有背筋群	163

さ

載距突起	253
最長筋	153, 159
最内肋間筋	136
鎖骨	18, 139
坐骨	192
坐骨棘	193
坐骨結節	192, 196
坐骨神経	194
三角筋	19
三角筋後部線維	35
三角筋前部線維	28
三角骨	101
三角靱帯	254
三角線維軟骨複合体	97

し

膝蓋下脂肪体	200, 207
膝蓋骨	200, 203
膝蓋骨尖	203

膝蓋骨底	203
膝蓋支帯	200, 206
膝蓋靱帯	200, 206
膝蓋大腿靱帯	200
膝関節外側面	229
膝前面部痛症候群	201
脂肪体	57, 239, 243, 246
斜角筋群	136
尺側手根屈筋	51, 63
尺骨の橈骨切痕	51
舟状骨	99, 267, 270
舟状骨粗面	255
手外筋	114
手根骨	96, 99
手根中央関節	97
種子骨	277, 282
手指の伸展機構	117
手内筋	111, 114, 118
小円筋	31, 35, 37
上関節上腕靱帯	20
小胸筋	41, 46
小結節	18, 24
小結節稜	18
上下腓骨筋支帯	247
上後腸骨棘	153, 158, 192, 195
小後頭直筋	125
踵骨	263
踵骨隆起	261, 277
踵骨隆起内外側	281
小指外転筋	111
小趾外転筋	277, 279, 283
上前腸骨棘	146, 148, 164, 178
上双子筋	193
掌側骨間筋	111, 119
小殿筋	174, 180
小転子	164, 193
上頭斜筋	125
上橈尺関節	70, 72, 80
踵腓靱帯	246, 247, 249
上部胸郭	134, 142
小菱形筋	41

291

上腕筋 　51, 53, 55, 56
上腕骨外側上顆 　70, 73
上腕骨外側上顆炎 　70
上腕骨滑車 　51
上腕骨小頭 　78
上腕骨内側上顆 　51, 60
上腕三頭筋 　39, 85, 87, 92
上腕三頭筋外側頭 　31, 83, 88
上腕三頭筋共同腱 　87
上腕三頭筋長頭 　19, 31, 83
上腕三頭筋内側頭 　31, 83, 84, 89
上腕三頭筋のストレッチング 　94
上腕動脈 　84, 93
上腕二頭筋 　51
上腕二頭筋短頭 　19, 26, 58
上腕二頭筋長頭 　19, 25, 57, 58
伸筋腱 　111
伸筋支帯 　239
深指屈筋 　51, 65, 67
深層外旋六筋 　193

す・せ

スカルパ三角 　165
前外側靱帯 　226
前鋸筋 　41
前鋸筋下部線維 　43, 47
前鋸筋上部線維 　43, 45
前鋸筋中部線維 　47
仙棘靱帯 　193
前距腓靱帯 　246, 248
前脛距靱帯 　254, 256
前脛骨筋 　239, 243
前脛骨動脈 　239
仙結節靱帯 　193, 197
仙骨 　153, 159, 192
浅指屈筋 　51, 65
前斜角筋 　136
前殿筋線 　173
前方脂肪体 　56
前方路 　21
前腕屈筋群 　61

そ

総指伸筋 　70, 76, 77, 111, 113
総指伸筋腱 　117
僧帽筋 　41
僧帽筋下部線維 　43, 48
僧帽筋上部筋束 　125, 129
僧帽筋上部筋束の伸張方法 　131
足根洞 　247, 249
足底腱膜 　278, 280
足底腱膜外側 　287
足底腱膜内側 　287
足背動脈 　239, 267
側腹筋群 　147
足部横アーチ 　268
鼠径靱帯 　147, 165, 170
鼠径部痛症候群 　166, 183
足根中足関節 　271

た

ダーツスロー運動 　103
第1指CM関節 　116, 121
第1指対立運動 　121
第1手根中手関節 　110, 111
第1中足骨 　267
第1中足骨体部 　272
第1中足骨頭 　272
第1中足骨頭底側 　282
第1中足骨頭内側 　282
第2〜4中足骨 　274
第2〜4中足骨底 　275
第2指CM関節と第5指CM関節の
　可動性 　115
第2肋骨 　140
第4・5指CM関節 　113, 115
第5中足骨 　267, 272
第5中足骨粗面 　273
大円筋 　19, 37
体幹屈筋群 　147
大胸筋 　19, 28
大結節 　10, 18, 24

大結節稜 　18
大後頭直筋 　125
大腿筋膜張筋 　174, 178
大腿骨 　193
大腿骨外側顆 　225, 229
大腿骨頸部 　193
大腿骨頭 　164, 167
大腿骨内側顆 　211, 217
大腿骨内側上顆 　211, 216
大腿四頭筋 　200, 208
大腿神経 　165
大腿直筋 　165, 169
大腿動脈 　165, 171
大腿二頭筋 　237
大腿二頭筋短頭 　225, 236
大腿二頭筋長頭 　193, 225, 235
大腿方形筋 　193
大殿筋 　193
大殿筋下部筋束 　199
大殿筋上部筋束 　198
大転子 　164, 173, 176, 193
大転子下滑液包 　174
大転子後面 　173
大転子上面 　173
大転子前面 　173
大転子側面 　173
大内転筋 　182, 189
大腰筋 　165
大菱形筋 　41
大菱形骨 　101
多裂筋 　162
短趾屈筋 　277, 288
短趾伸筋 　267
短趾伸筋外側縁 　276
短橈側手根伸筋 　70, 75, 77, 79
短腓骨筋 　246, 251
短母指外転筋 　111
短母指屈筋 　111
短母指伸筋 　96, 108
短母趾伸筋 　267
短母趾伸筋内側縁 　276

ち

恥骨	182, 186
恥骨下枝	182
恥骨筋	182
恥骨結合	164, 182, 184, 186
恥骨結節	182, 186
恥骨上枝	182
中間広筋	200, 210
肘関節後方脂肪体	53, 84
中関節上腕靭帯	20
肘関節前方脂肪体	52, 53
中間路	21
中斜角筋	136
中手骨	110
中手骨頭	123
中足骨頭	277
中殿筋	174, 178, 179
肘頭	83, 85
肘頭窩	83, 87
虫様筋	111, 119
腸脛靭帯	174, 226, 234
腸骨	173, 192
腸骨筋	165
腸骨稜	146, 148, 173, 177
長趾屈筋	253, 260
長趾伸筋	239, 243, 246
長掌筋	51, 62
長橈側手根伸筋	70, 75
長内転筋	182, 184, 187
長腓骨筋	246, 250
長母指外転筋	96, 109
長母趾屈筋	253, 260
長母指伸筋	96
長母趾伸筋	239, 243, 246
長母指伸筋の滑走性	107
腸腰筋	171
腸肋筋	153, 159

て

殿筋粗面	193

転子窩	193
転子間陵	193

と

橈骨茎状突起	95
橈骨尺骨茎状突起	99
橈骨手根関節	97, 99, 102
橈骨神経溝	90
橈骨頭	51, 70, 78
橈骨輪状靭帯	81, 82
橈側手根屈筋	51, 63
頭半棘筋	125
頭板状筋	125, 132
トリガー筋判別テスト	223

な・に

内果	238, 241
内果後方部	255
内側縁	31
内側楔状骨	267, 271
内側広筋	200, 208
内側膝蓋大腿靭帯	206
内側側副靭帯	52, 53, 54, 68, 211, 218
内側縦アーチ	268
内側二頭筋溝	84, 93
内側半月板	211
内側半月板後節	220
内側半月板前節	219
内側半月板中節	220
内転筋群	187
内転筋結節	211, 217
内腹斜筋	146, 147, 151
内閉鎖筋	193
内肋間筋	136
乳様突起	124, 128

は

背側骨間筋	111, 119
背部胸郭	145

薄筋	182, 188, 211, 222
白線	147
ハムストリングス	193, 197
半月板	213
半腱様筋	193, 211, 222
半膜様筋	193, 211, 214, 237

ひ

腓骨頭	225, 230
肘関節後方脂肪体	53, 84
肘関節前方脂肪体	52, 53
腓腹筋	214, 261
腓腹筋外側頭	265
腓腹筋結節	211, 218
腓腹筋内側頭	211, 264
ヒラメ筋	251, 261, 266

ふ

腹横筋	146, 147, 151
腹直筋	146, 147, 149, 184
腹直筋鞘	147
分裂膝蓋骨	202

へ・ほ

閉鎖孔	193
閉鎖神経	183
閉鎖神経の絞扼	185
閉鎖膜	193
縫工筋	165, 211, 222
母趾外転筋	277, 279, 283
母指球筋	114
母指対立筋	111, 121
母指内転筋	120
母趾内転筋	277
母指内転筋横頭	111
母趾内転筋横頭	285
母指内転筋斜頭	111
母趾内転筋斜頭	285

や行

有鈎骨 ……………………… 101
腰部多裂筋 ………… 153, 154, 159
翼状靱帯 …………………… 125

り

梨状筋 ………………… 193, 199

リスター結節 ……………… 95
立方骨 ………………… 267, 273
リバースダーツスロー運動 …… 103
隆椎 …………………… 124, 127
菱形筋 ……………………… 49

ろ

肋椎関節 ……………… 134, 143

肋間神経 …………………… 137
肋骨 …………………… 134, 141
肋骨弓 ……………………… 134
肋骨の可動性 ……………… 138

わ

腕橈関節 …………………… 72
腕橈骨筋 ………………… 70, 74

Profile

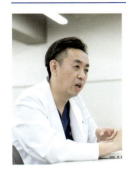

工藤慎太郎

専門理学療法士（基礎），博士（医療科学）

［所属］森ノ宮医療大学 保健医療学部 理学療法学科 准教授
　　　　形態学と運動学に基づく理学療法研究会 代表
　　　　足の構造と機能研究会 副会長

［最終学歴］鈴鹿医療科学大学大学院 医療科学研究科 博士後期課程

［メッセージ］
　"手で治す"理学療法士の基本は触診技術だと思っています．
　本を開いて説明を読んで，動画をみて，練習してください．

機能解剖と触診
（きのうかいぼう しょくしん）

2019年 3月20日　第1刷発行
2024年 4月25日　第3刷発行

編　集　　工藤慎太郎（くどうしんたろう）
発行人　　一戸裕子
発行所　　株式会社 羊 土 社
　　　　　〒101-0052
　　　　　東京都千代田区神田小川町2-5-1
　　　　　TEL　　03（5282）1211
　　　　　FAX　　03（5282）1212
　　　　　E-mail　eigyo@yodosha.co.jp
　　　　　URL　　www.yodosha.co.jp/
印刷所　　広研印刷株式会社

© YODOSHA CO., LTD. 2019
Printed in Japan
ISBN978-4-7581-0240-7

本書に掲載する著作物の複製権，上映権，譲渡権，公衆送信権（送信可能化権を含む）は（株）羊土社が保有します．
本書を無断で複製する行為（コピー，スキャン，デジタルデータ化など）は，著作権法上での限られた例外（「私的使用のための複製」など）を除き禁じられています．研究活動，診療を含み業務上使用する目的で上記の行為を行うことは大学，病院，企業などにおける内部的な利用であっても，私的使用には該当せず，違法です．また私的使用のためであっても，代行業者等の第三者に依頼して上記の行為を行うことは違法となります．

JCOPY ＜（社）出版者著作権管理機構 委託出版物＞
本書の無断複写は著作権法上での例外を除き禁じられています．複写される場合は，そのつど事前に，（社）出版者著作権管理機構（TEL 03-5244-5088，FAX 03-5244-5089，e-mail：info@jcopy.or.jp）の許諾を得てください．

乱丁，落丁，印刷の不具合はお取り替えいたします．小社までご連絡ください．

羊土社のオススメ書籍

機能解剖と運動療法

工藤慎太郎／編

自分の治療に自信がもてない，よりよい理学療法を身につけたい理学療法士におすすめ！
豊富な画像とイラストで機能解剖を学びながら108の運動療法が身につく

■ 定価7,150円（本体6,500円+税10％）　■ B5判　■ 261頁　■ ISBN 978-4-7581-0257-5

PT・OTビジュアルテキスト
スポーツ理学療法学
治療の流れと手技の基礎

赤坂清和／編

スポーツ理学療法ならではの考え方がわかる！ 受傷〜競技復帰までの流れが一望できる概要図とわかりやすい解説で，基礎知識が身につく．実践のイメージがつかめる症例も紹介

■ 定価5,940円（本体5,400円+税10％）　■ B5判　■ 256頁　■ ISBN 978-4-7581-1435-6

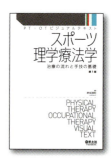

痛みの理学療法シリーズ
足部・足関節痛のリハビリテーション

赤羽根良和／著

痛みや可動域制限の原因同定から治療手技まで，エキスパートPTならではのシンプルかつ丁寧な解説で治療の幅もぐんと広がる．初学者や学びなおしたいPTにお薦めの入門書．

■ 定価5,720円（本体5,200円+税10％）　■ B5判　■ 232頁　■ ISBN 978-4-7581-0246-9

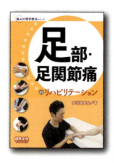

痛みの理学療法シリーズ
膝関節機能障害のリハビリテーション

石井慎一郎／編

膝の痛みが起きるメカニズムの基本概念から，理学療法の実際までが，豊富なイラストと写真でよくわかる！すべてのPTにおすすめの入門書！

■ 定価5,940円（本体5,400円+税10％）　■ B5判　■ 238頁　■ ISBN 978-4-7581-0254-4

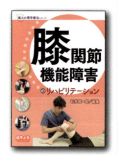

発行　羊土社 YODOSHA　〒101-0052 東京都千代田区神田小川町2-5-1　TEL 03(5282)1211　FAX 03(5282)1212
E-mail：eigyo@yodosha.co.jp
URL：www.yodosha.co.jp/

ご注文は最寄りの書店，または小社営業部まで